百草益寿
身心同养保安康

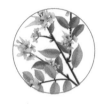

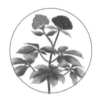

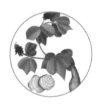

祛百病

中医名方全书

满在英◎主编

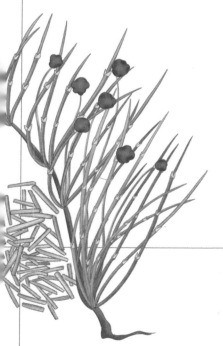

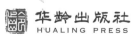

华龄出版社
HUALING PRESS

U0122287

责任编辑：梅　剑
责任印制：李未圻

图书在版编目（CIP）数据

中医名方全书 / 满在英主编 . -- 北京:华龄出版
社, 2021.4
　ISBN 978-7-5169-1896-8

　Ⅰ. ①中… Ⅱ. ①满… Ⅲ. ①验方－汇编 Ⅳ.
① R289.2

中国版本图书馆 CIP 数据核字(2021)第 007341 号

书　　　名：中医名方全书
作　　　者：满在英　主编

出版发行：华龄出版社
地　　址：北京市东城区安定门外大街甲 57 号　　邮　　编：100011
电　　话：010-58122255　　　　　　　　　　　传　　真：010-84049572
网　　址：http://www.hualingpress.com

印　　刷：天津泰宇印务有限公司
版　　次：2022 年 1 月第 1 版　　　2022 年 1 月第 1 次印刷
开　　本：710mm×1000mm　　1/16　　　　　　印　　张：20
字　　数：338 千字
定　　价：58.00 元

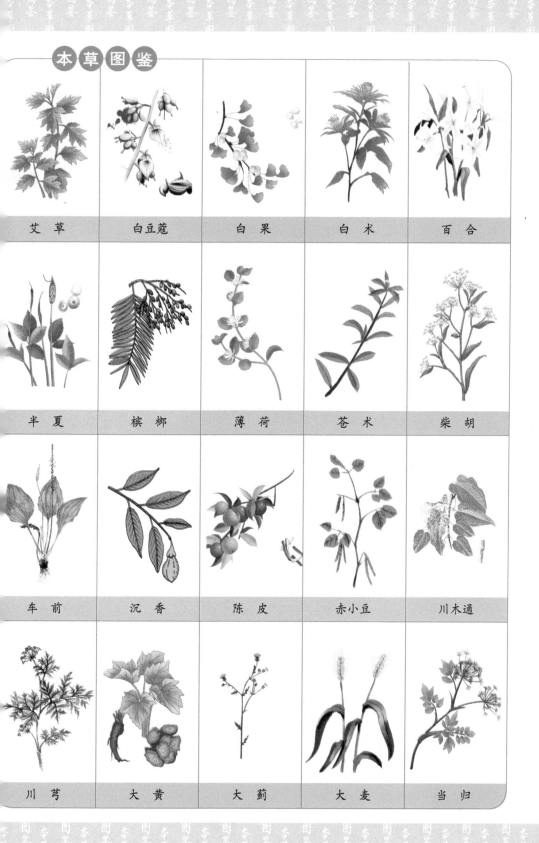

艾 草	白豆蔻	白 果	白 术	百 合
半 夏	槟 榔	薄 荷	苍 术	柴 胡
车 前	沉 香	陈 皮	赤小豆	川木通
川 芎	大 黄	大 蓟	大 麦	当 归

本草图鉴

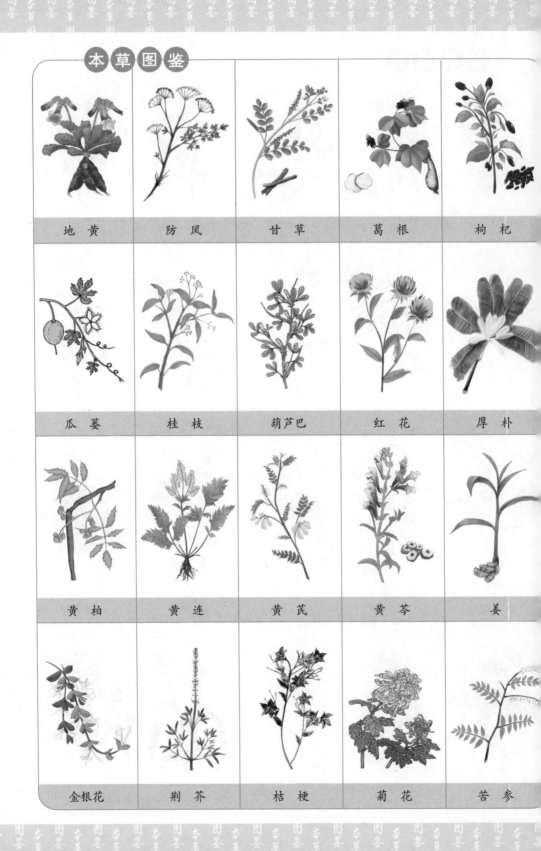

本草图鉴

地 黄	防 风	甘 草	葛 根	枸 杞
瓜 蒌	桂 枝	葫芦巴	红 花	厚 朴
黄 柏	黄 连	黄 芪	黄 芩	姜
金银花	荆 芥	桔 梗	菊 花	苦 参

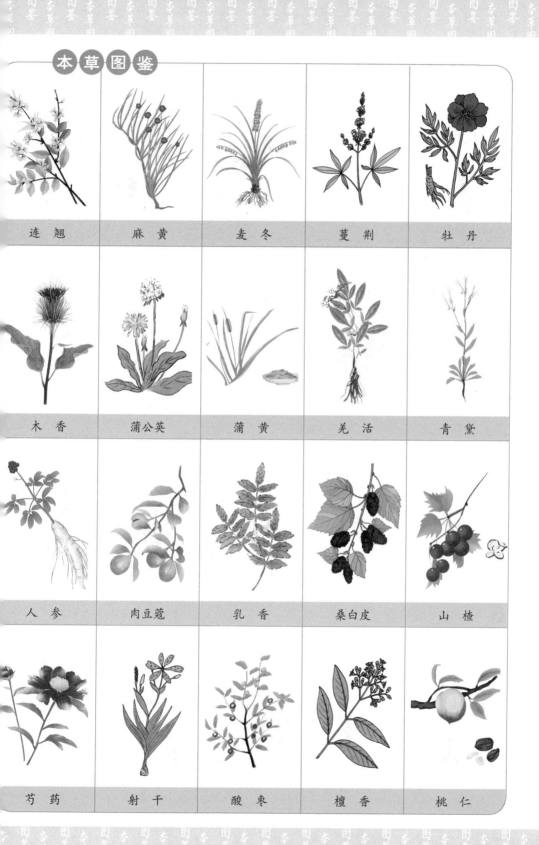

连翘	麻黄	麦冬	蔓荆	牡丹
木香	蒲公英	蒲黄	羌活	青黛
人参	肉豆蔻	乳香	桑白皮	山楂
芍药	射干	酸枣	檀香	桃仁

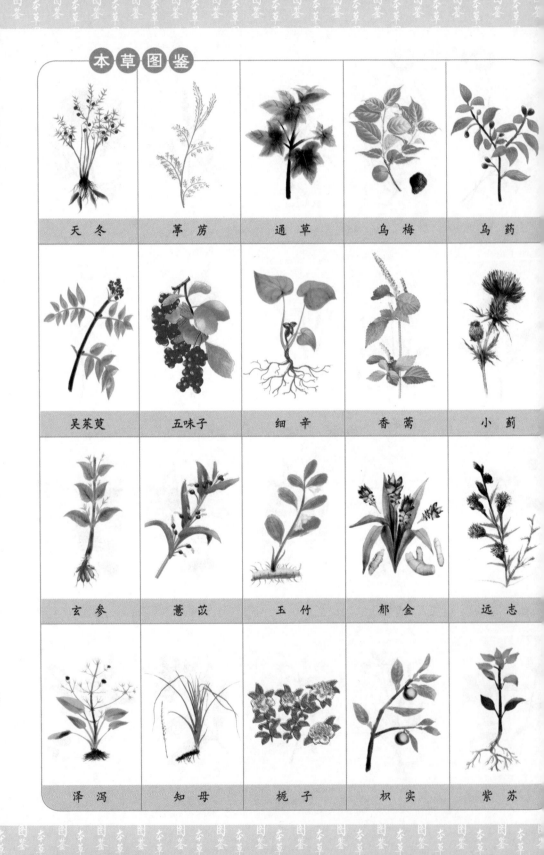

天冬	葶苈	通草	乌梅	乌药
吴茱萸	五味子	细辛	香薷	小蓟
玄参	薏苡	玉竹	郁金	远志
泽泻	知母	栀子	枳实	紫苏

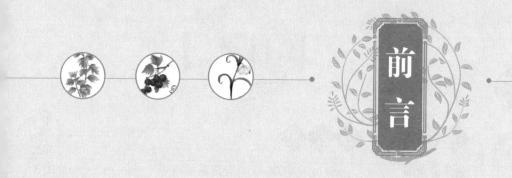

前言

中医学博大精深，传世典籍浩如烟海。在数千年的医学发展长河中，一代代医术精湛的名医大家给我们留下了大批珍贵的医学典籍，其方剂数量也是繁若星辰。因方剂有着独特的文献价值、理论价值、应用价值、开发价值而成为临床、科研、教学的重要内容之一，而被中医认为是理论与临床的桥梁，被历代医家所重视。

方剂起源十分遥远，是历代医家通过临床实践所制定出的有明确疗效的药方。本书所载的名方，均是从《伤寒论》《金匮要略》《备急千金要方》《普济方》《温病条辨》等历代方剂著作中挑选而来，涵盖了千百年来历代医家的临证经验。每个名方的介绍分为来源、组成、用法、功效、主治、现代运用等条目。本书内容丰富，条理清楚，通俗易懂。另外，为保持名方原有的特色，我们对名方的来源、组成、用法都不做更改，因此，少数名方的计量偏大，药性过猛，读者使用时一定要有专业医生的指导，以免延误治疗。

需要说明的是，书中所列方剂中的药名由于年代久远，各地品种繁杂，有同药异名或异名同药和药名不一的现象，使用时请核对。另外，方剂成分中涉及被国家明令禁止的保护动物，如虎骨、犀角等，只是帮助读者理解方剂的原理，但在现实生活中可用其他药物替代，如狗骨替代虎骨等。最后，使用本书方剂时一定要因人而异，必须要在专业医师的指导下使用；临床仍须辩证施治，务必遵医嘱应用。

鉴于编者学识浅薄，时间仓促，不足或错谬之处，希望广大读者提出批评意见，以便再版时加以改正。

目录

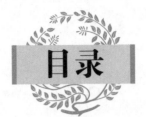

 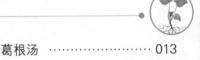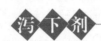
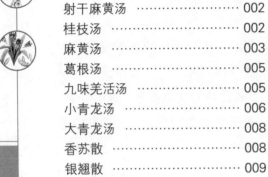
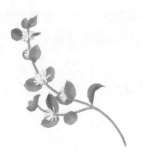

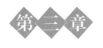

第三章　和解剂

第四章　清热剂

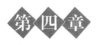

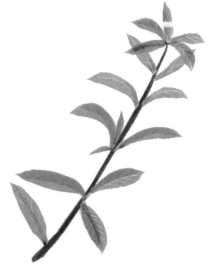

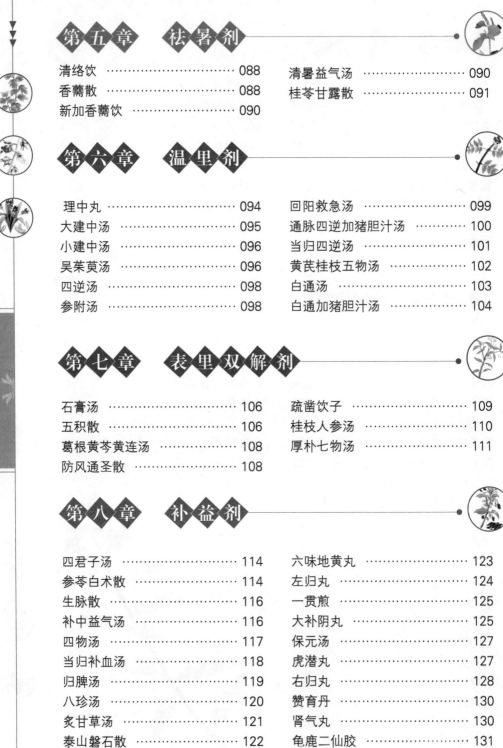

中医名方全书

第十三章 理血剂

第十四章 治风剂

第十五章　治燥剂

第十六章　祛湿剂

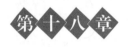

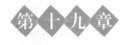

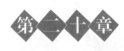

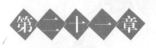

中医名方全书

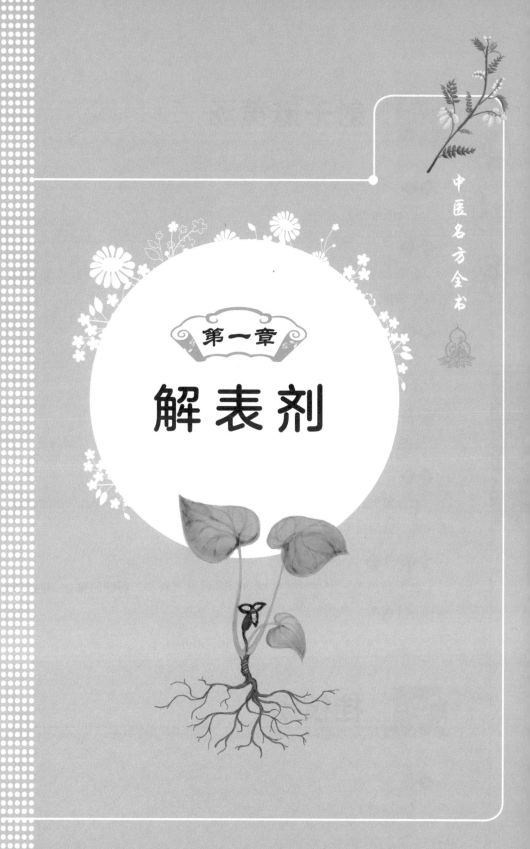

第一章

解表剂

射干麻黄汤

《金匮要略》

射干十三枚，麻黄、生姜各四两，细辛、紫菀、款冬花各三两，大枣七枚，五味子半升，半夏八枚。

上九味，以水一斗二升，先煮麻黄两沸，去上沫，内诸药，煮取三升，分温三服。

温肺化饮，下气祛痰。

寒饮郁肺，痰结咽喉。咳嗽气喘，喉间痰鸣，或胸膈满闷，痰涎稀白，苔白腻，脉浮弦等。

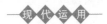

本方常用于治疗支气管哮喘、急慢性支气管炎、慢性阻塞性肺病、肺源性心脏病等。

 # 桂枝汤

《伤寒论》

配方

桂枝（去皮）、芍药、生姜（切）各三两，甘草（炙）二两，大枣十二枚。

用法

上五味，㕮咀三味。以水七升，微火煮取三升，去滓，适寒温，服一升。服已须臾，啜热稀粥一升余，以助药力。温覆令一时许，遍身漐漐，微似有汗者益佳，不可令如水流漓，病必不除。若一服汗出病瘥，停后服，不必尽剂；若不汗，更服依前法；又不汗，后服小促其间，半日许，令三服尽；若病重者，一日一夜服，周时观之。服一剂尽，病证犹在者，更作服；若汗不出，乃服至二三剂。禁生冷、黏滑、肉面、五辛、酒酪、臭恶等物。

功效

解肌发表，调和营卫。

主治

外感风寒表虚证。恶风发热，头痛汗出，鼻鸣干呕，苔白不渴，脉浮缓或浮弱等。

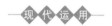

现代运用

本方常用于治疗感冒、流行性感冒、妊娠呕吐、产后或病后低热、原因不明的低热或多形性红斑、冻疮、荨麻疹等。

麻黄汤

来源

《伤寒论》

配方

麻黄（去节）三两，桂枝（去皮）二两，甘草（炙）一两，杏仁（去皮尖）七十个。

第一章 解表剂

用法

上四味，以水九升，先煮麻黄，减二升，去上沫，内诸药，煮取二升半，去滓，温服八合。覆取微似汗，不须啜粥，余如桂枝法将息。

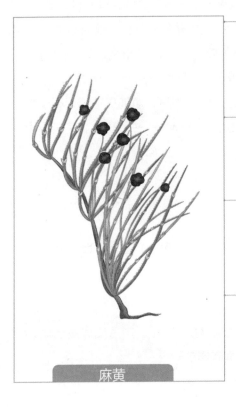

麻黄

入药部位

植物的干燥草质茎。

性味归经

味辛、微苦，性温。归肺、膀胱经。

功效

解表发汗，宣肺平喘，利水消肿。

主治

恶寒发热，无汗，头痛身疼，肺气不宣，咳嗽气喘，风水肿，小便不利等。

功效

发汗解表，宣肺平喘。

主治

外感风寒表实证。恶寒发热，头身疼痛，无汗而喘，舌苔薄白，脉浮紧等。

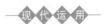

现代运用

本方常用于治疗感冒、流行性感冒、小儿高热、急性支气管炎、支气管哮喘等。

中医名方全书

葛根汤

《伤寒论》

葛根四两，麻黄（去节）、生姜（切）各三两，桂枝（去皮）、芍药、甘草（炙）各二两，大枣（劈）十二枚。

上七味，以水一斗，先煮麻黄、葛根，减二升，去白沫，内诸药，煮取三升，去滓，温服一升。覆取微似汗，余如桂枝法将息及禁忌。诸汤皆仿此。

发汗解表，升津舒筋。

太阳病兼项背强而不舒者。恶寒发热，头痛，项背强急，无汗恶风等。

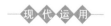

本方常用于治疗感冒、流行性感冒、急性肠炎、流行性脑脊髓膜炎、小儿秋季腹泻及发热、面神经瘫痪、三叉神经痛、肩颈肌痉挛、荨麻疹等。

九味羌活汤

《此事难知》引张元素方

羌活、防风、苍术各一两半，川芎、香白芷、生地黄、黄芩、甘草各一两，细辛五分。

上九味，㕮咀，水煎服。若急汗热服，以羹粥投之；若缓汗温服，而不用汤投之也。

发汗祛湿，兼清里热。

外感风寒湿邪，内有蕴热证。恶寒发热，头痛无汗，肢体酸楚疼痛，口苦微渴，舌苔白或微黄，脉浮等。

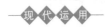

本方常用于治疗普通感冒、流行性感冒、偏头疼、急性肌炎、风湿性关节炎、坐骨神经痛等。

 # 小青龙汤

《伤寒论》

麻黄（去节）、芍药、细辛、干姜、炙甘草、桂枝（去皮）各三两，五味子、半夏各半升。

上八味，以水一斗，先煮麻黄，减二升，去上沫，内诸药，煮取三升，去滓，温服一升，日三服。

功效

解表散寒，温肺化饮。

主治

外寒里饮证。恶寒发热，头身疼痛，无汗喘咳，痰多清稀，苔白滑，脉浮等。

现代运用

本方常用于治疗过敏性鼻炎、支气管炎、肺炎、支气管哮喘、肺源性心脏病、百日咳等。

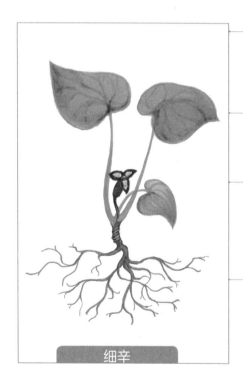

细辛

入药部位

植物的全草。

性味归经

味辛，性温。归肺、肾经。

功效

祛风止痛，散寒解表，温肺化饮，宣通鼻窍。

主治

风寒头痛，牙痛，痹痛，风寒感冒，寒饮咳喘，鼻塞鼻渊。

第一章 解表剂

大青龙汤

—来 源—

《伤寒论》

—配 方—

麻黄(去节)六两,桂枝(去皮)、炙甘草各二两,杏仁(去皮尖)四十枚,石膏如鸡子大,生姜三两,大枣十二枚。

—用 法—

上七味,以水九升,先煮麻黄,减二升,去上沫,内诸药,煮取三升,去滓,温服一升,取微似汗。汗出多者,温粉扑之。一服汗者,停后服。若复服,汗多亡阳,遂虚,恶风烦躁不得眠也。

—功 效—

发汗解表,兼清里热。

—主 治—

风寒表实兼里有郁热证。恶寒发热,头身疼痛,无汗烦躁,脉浮紧等。

—现 代 运 用—

本方常用于治疗感冒、流行性感冒、支气管炎、支气管哮喘、过敏性鼻炎、急性肾炎、急性风湿性关节炎、小儿夏季外感高热等。

香苏散

—来 源—

《太平惠民和剂局方》

配方

香附子、紫苏叶各四两，陈皮二两，炙甘草一两。

用法

每服三钱，水一盏，煎七分，去滓，热服，不拘时候，日三服。若作细末，只服二钱，入盐点服。

功效

疏风散寒，理气和中。

主治

外感风寒，内有气滞证。恶寒身热，头痛无汗，胸脘痞闷，不思饮食，舌苔薄白，脉浮等。

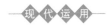
现代运用

本方常用于治疗感冒、流行性感冒、胃肠型感冒、急性胃肠炎等。

银翘散

来源

《温病条辨》

配方

金银花、连翘各一两，苦桔梗、薄荷、牛蒡子各六钱，淡豆豉、生甘草各五钱，淡竹叶、荆芥穗各四钱。

用法

上杵为散，每服六钱，鲜苇根汤煎，香气大出，即取服，勿过煮。肺气取轻清，过煮则味厚而入中焦矣。病重者约二时一服，日三服，夜一服；轻者三时一服，日二服，夜一服；病不解者，作再服。

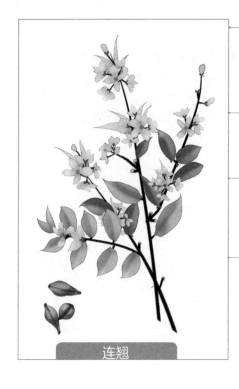

入药部位

植物的果实。

性味归经

味苦，性微寒。归肺、心、小肠经。

功效

清热解毒，消肿散结。

主治

痈疽，瘰疬，乳痈，丹毒，风热感冒，温病初起，温热入营，高热烦渴，神昏发斑，热淋尿闭。

连翘

辛凉透表，清热解毒。

温病初起。微恶风寒，发热，无汗或有汗不畅，头痛口渴，咳嗽咽痛，舌尖红苔薄白或薄黄，脉浮数等。

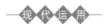

本方常用于治疗感冒、流行性感冒、急性扁桃体炎、上呼吸道感染、肺炎、麻疹初期、流行性脑膜炎、乙型脑炎、腮腺炎、手足口病等。

麻黄杏仁甘草石膏汤

来源

《伤寒论》

配方

麻黄（去节）四两，杏仁（去皮尖）五十个，甘草（炙）二两，石膏（碎，绵裹）半斤。

用法

上四味，以水七升，先煮麻黄，减二升，去上沫，内诸药，煮取二升，去滓，温服一升，日再服。

功效

辛凉宣泄，清肺平喘。

主治

外感风邪，邪热壅肺证。身热不解，喘逆气急，甚则鼻煽，口渴喜饮，有汗或无汗，舌苔薄白或黄，脉滑数等。

现代运用

本方常用于治疗感冒、上呼吸道感染、急性支气管炎、肺炎、支气管哮喘等。

败毒散

来源

《太平惠民和剂局方》

配方

柴胡、前胡、川芎、枳壳、羌活、独活、茯苓、桔梗、人参、甘草各三十两。

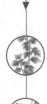

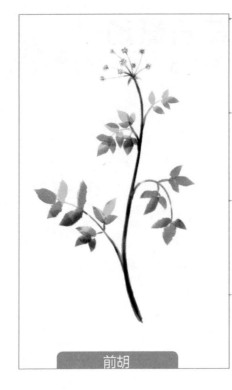

前胡

入药部位

植物的干燥根。

性味归经

味苦、辛，微寒。归肺、脾经。

功效

散风清热，降气化痰。

主治

痰热喘满，风热头痛，痰热咳喘，呕逆，胸膈满闷等。

用 法

上为粗末。每服二钱，水一盏，加生姜、薄荷各少许，同煎七分，去滓，不拘时服，寒多则热服，热多则温服。

功 效

散寒祛湿，益气解表。

主 治

气虚，外感风寒湿表证。恶寒发热，头颈强痛，肢体酸痛，无汗，咳嗽有痰，脉浮按之无力等。

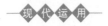

现 代 运 用

本方常用于治疗感冒、流行性感冒、支气管炎、风湿性关节炎、过敏性皮炎、湿疹、痢疾等。

桑菊饮

 来源

《温病条辨》

 配方

桑叶二钱五分，菊花一钱，杏仁、苦桔梗、苇根各二钱，连翘一钱五分，薄荷、生甘草各八分。

 用法

水二杯，煮取一杯，日二服。

 功效

疏风清热，宣肺止咳。

 主治

风温初起或风热犯肺证。咳嗽，微热，口微渴，苔薄白，脉浮数等。

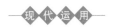 **现代运用**

本方常用于治疗感冒、流行性感冒、急性支气管炎、上呼吸道感染、急性扁桃体炎、肺炎、急性结膜炎、角膜炎等。

 # 升麻葛根汤

 来源

《太平惠民和剂局方》

 配方

升麻、芍药、炙甘草各十两，葛根十五两。

用法

上为粗末。每服三钱,用水一盏半,煎取一中盏,去滓,稍热服,不拘时候,一日二三次。以病气去,身清凉为度。

 功效

辛凉解肌,清热透疹。

主治

麻疹热郁营卫轻证。疹发不出,恶风身热,头身疼痛,咳嗽,目赤流泪,口渴,舌苔薄而干,脉浮数等。

现代运用

本方常用于治疗麻疹、带状疱疹、单纯性疱疹、水痘、急性细菌性痢疾、腹泻等。

 # 再造散

来源

《伤寒六书》

配方

黄芪、人参、桂枝、甘草、熟附、细辛、羌活、防风、川芎、煨生姜。

用法

水二盅,加枣二枚,煎至一盅,槌法再加炒芍药一撮,煎三沸,温服。夏月加黄芩、石膏,冬月不必加。

功效

助阳益气,散寒解表。

主治

阳气虚弱,外感风寒证。恶寒发热,头颈强痛,无汗肢冷,面色苍白,语声低微，舌淡苔白，脉沉无力或浮大无力等。

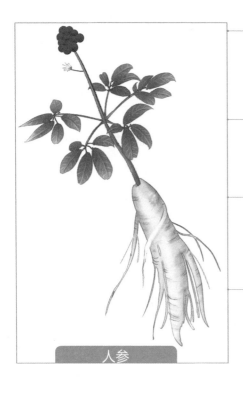

入药部位

植物的根。

性味归经

味甘，性平。归脾、肺经。

功效

大补元气，补肺益脾，生津，安神。

主治

气虚欲脱，肺虚气喘，脾胃虚弱，倦怠乏力，消渴，神志不安等。

人参

——现代运用——

本方常用于治疗老年人感冒、风湿性关节炎等。

参苏饮

——来源——

《太平惠民和剂局方》

——配方——

人参、紫苏叶、干葛、半夏、前胡、茯苓各三分，枳壳、桔梗、木香、陈皮、炙甘草各半两。

每服四钱，水一盏半，姜七片，枣一个，煎六分，去滓，微热服，不拘时候。

益气解表，理气化痰。

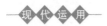

气虚外感风寒，内有痰湿证。发热头痛，无汗，咳痰色白，胸脘满闷，倦怠乏力，苔白，脉弱等。

本方常用于治疗感冒、上呼吸道感染等。

麻黄加术汤

《金匮要略》

麻黄（去节）三两，桂枝（去皮）二两，甘草（炙）一两，杏仁（去皮尖）七十个，白术四两。

上五味，以水九升，先煮麻黄，减二升，去上沫，内诸药，煮取二升半，去滓，温取八合，覆取微似汗。

发汗解表，散寒除湿。

风寒夹湿痹证。身体烦疼，无汗等。

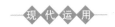

本方常用于治疗风寒湿痹、肺炎、荨麻疹等。

 # 麻黄杏仁薏苡甘草汤

来源

《金匮要略》

配方

麻黄（去节汤泡）半两，甘草（炙）一两，薏苡仁半两，杏仁（去皮尖，炒）十个。

用法

上锉麻豆大，每服四钱匕，水盏半，煮八分，去滓，温服，有微汗，避风。

功效

发汗解表，除风祛湿。

主治

风湿袭于肌表，湿郁化热证。风湿一身尽疼，发热，日晡所剧者。

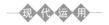现代运用

本方常用于治疗急性肾小球肾炎、风湿病、银屑病、荨麻疹等。

 # 桂枝加厚朴杏子汤

来源

《伤寒论》

配方

桂枝三两,芍药三两,甘草(炙)二两,生姜(切)三两,大枣十二枚(劈),炙厚朴二两,杏仁(去皮尖)五十枚。

用法

上七味,以水七升,微火煮取三升,去滓,温服一升,覆取微似汗。

功效

解肌发表,降气平喘。

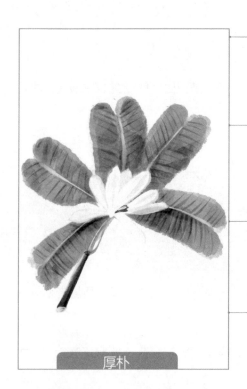

厚朴

入药部位

植物的干皮、根皮及枝皮。

性味归经

味苦、辛,性温。归脾、胃、肺、大肠经。

功效

燥湿行气,降逆平喘。

主治

脘腹胀满,便秘腹胀,痰郁咳嗽等。

主治

宿有喘病,又感风寒而患桂枝汤证;或风寒表证误用下剂后,表证未解而微喘。

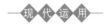

现代运用

本方常用于治疗感冒并发肺炎、支气管哮喘、冠心病、胃溃疡等。

麻黄细辛附子汤

《伤寒论》

麻黄、细辛各二两，附子（炮）一枚。

上三味，以水一斗，先煮附子，减二升，去上沫，内诸药，煮取三升，去滓，温服一升，日三服。

助阳解表。

少阴阳虚，外感风寒证。恶寒发热，咽喉疼痛，突发声音嘶哑，甚至失音不语，神疲欲寐，舌淡苔白，脉沉无力等。

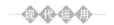

本方常用于治疗感冒、流行性感冒、过敏性鼻炎、支气管炎、风湿性关节炎、病窦综合征、暴盲、暴哑、喉痹、皮肤瘙痒等。

加减葳蕤汤

《通俗伤寒论》

生葳蕤二钱至三钱，生葱白二至三枚，桔梗一钱至钱半，东白薇五分至一钱，淡豆豉三钱至四钱，苏薄荷一钱至钱半，炙甘草五分，红枣二枚。

用法

水煎温服。

功效

滋阴，解表，发汗。

主治

阴虚外感风热证。身热微寒，无汗或有汗不多，咳嗽，心烦，口渴咽干，舌红，苔薄白，脉数等。

现代运用

本方常用于治疗老年人及产后感冒、咽炎、急性扁桃体炎等。

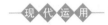

陶氏柴葛解肌汤

来源

《伤寒六书》

配方

柴胡、干葛、甘草、黄芩、羌活、白芷、芍药、桔梗。

用法

水二盅，加生姜三片，大枣二枚，槌法加石膏末一钱，煎之热服。

功效

解肌清热。

主治

外感风寒，郁而化热证。恶寒渐轻，身热增盛，无汗头痛，眼眶痛，心烦不眠，舌苔薄黄，脉浮微洪等。

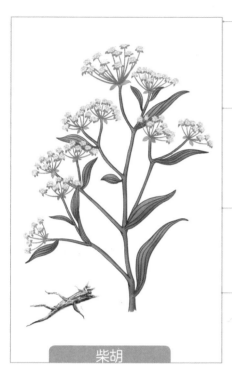

入药部位

植物的根及全草。

性味归经

味苦、辛，性微寒。归心包、肝、胆、三焦经。

功效

疏散退热，疏肝解郁，升举阳气。

主治

感冒发热，寒热往来，胁肋胀痛，月经不调，脱肛，子宫脱垂。

柴胡

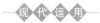现 代 运 用

本方常用于治疗感冒、流行性感冒、上呼吸道感染、急性结膜炎、牙龈炎等。

 竹叶柳蒡汤

来 源

《先醒斋医学广笔记》

配 方

淡竹叶三十片，西河柳五钱，炒鼠粘子、干葛各一钱五分，荆芥穗、蝉蜕、薄荷叶、知母、甘草各一钱，麦冬三钱，玄参二钱。

用 法

水煎服。甚者加石膏五钱，冬米一撮。

第一章 解表剂

功效

透疹解表，清热生津。

主治

麻疹初起，透发不出。喘嗽喘息，鼻塞流涕，恶寒发热，咽喉肿痛，烦闷躁乱，苔薄黄而干，脉浮数等。

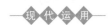

现代运用

本方常用于治疗感冒、急性支气管炎、肺炎、荨麻疹、麻疹、风疹、皮炎、皮肤瘙痒等。

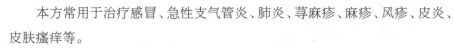

越婢汤

来源

《金匮要略》

配方

麻黄六两，石膏半斤，生姜三两，甘草二两，大枣十五枚。

用法

上五味，以水六升，先煮麻黄，去上沫，内诸药，煮取三升，分温三服。

功效

疏风解表，宣肺利水。

主治

风水夹热证。发热，恶风寒，一身悉肿，骨节疼痛，续自汗出，脉浮或寸口脉沉滑等。

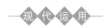

现代运用

本方常用于治疗急性肾炎、流行性出血热（发作期）、急性支气管炎等。

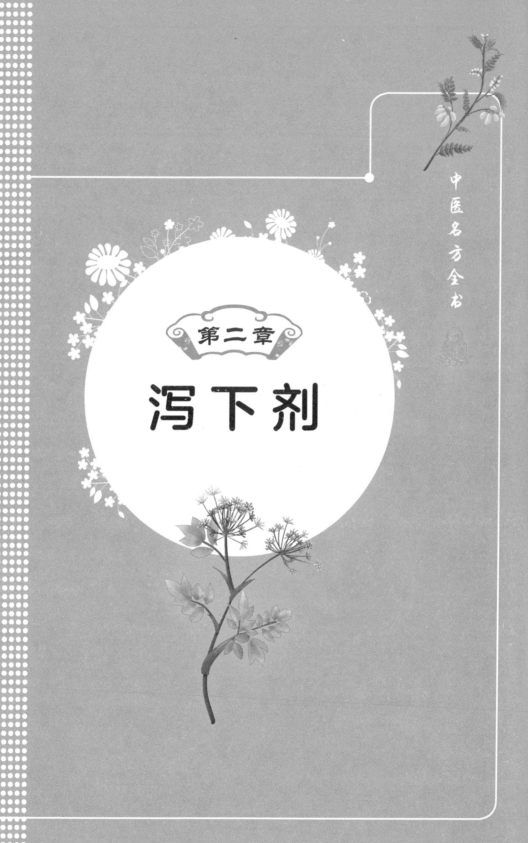

第二章

泻下剂

大承气汤

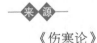

◆来　源◆

《伤寒论》

◆配　方◆

大黄（酒洗）四两，厚朴（炙）半斤，枳实（炙）五枚，芒硝三合。

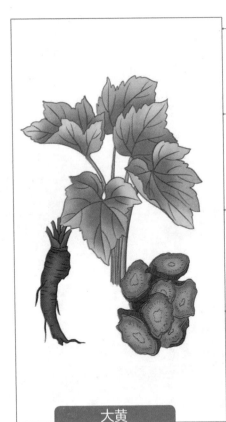

大黄

入药部位

植物的根和根茎。

性味归经

味苦，性寒。归脾、胃、大肠、肝、心经。

功效

泻下攻积，清热泻火，凉血解毒，活血祛瘀。

主治

肠道积滞，大便秘结，血热吐衄，目赤，咽痛，牙龈肿痛，热毒疮疡，水火烫伤，血瘀经闭，跌打损伤，湿热黄疸，热淋。

◆用　法◆

上四味，以水一斗，先煮二物，取五升，去滓，内大黄更煮取二升，去滓，内芒硝，更上微火，一两沸，分温再服，得下，余勿服。

峻下热结。

①阳明腑实证。大便不通，频转矢气，脘腹痞满，腹痛拒按，按之则硬，甚或潮热谵语，手足汗出，舌苔黄燥起刺，或焦黑燥裂，脉沉实等。

②热结旁流证。下利清水，色纯青，气味臭秽，脐腹疼痛，按之坚硬有块，口舌干燥，脉滑实等。

③里热实证之热厥、痉病或发狂等。

━━现 代 运 用━━

本方常用于治疗急性单纯性肠梗阻、粘连性肠梗阻、蛔虫性肠梗阻、急性胆囊炎、急性胰腺炎、呼吸窘迫综合征、挤压综合征、急性阑尾炎等。

 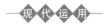

《伤寒论》

大黄（酒洗）四两，厚朴（炙）二两，枳实（炙）三枚大者。

上三味，以水四升，煮取一升二合，去滓，分温二服，初服当更衣，不尔者尽饮之，若更衣者，勿服之。

轻下热结。

主 治

阳明腑实轻证。潮热谵语，便秘，胸腹痞满，舌苔老黄，脉滑数；或痢疾初起，腹中胀痛，里急后重等。

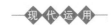 **现 代 运 用**

本方常用于治疗头昏脑涨、失眠、口干舌燥、长期便秘、腹痛、腹胀气等。

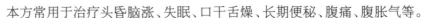

 # 调胃承气汤

 来 源

《伤寒论》

 配 方

大黄（清酒洗）四两，甘草（炙）二两，芒硝半升。

 用 法

上三味，以水三升，煮二物至一升，去滓，内芒硝，更上微火一两沸，温顿服之，以调胃气。

 功 效

缓下热结。

 主 治

①阳明病胃肠燥热证。大便不通，口渴心烦，蒸蒸发热，或腹满，或谵语，舌红苔黄，脉滑数等。

②胃肠热盛而致发斑吐衄，口齿咽喉肿痛等。

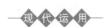 **现 代 运 用**

本方常用于治疗急慢性胆囊炎、急慢性胰腺炎、急慢性胃肠炎、结肠炎、细菌性痢疾、痔疮等。

复方大承气汤

来源

《中西医结合治疗急腹症》

配方

　　川厚朴、炒莱菔子各五钱至一两，枳壳、赤芍、大黄（后下）各五钱，桃仁三钱，芒硝三至五钱。

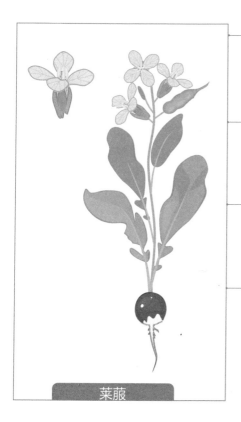

莱菔

入药部位

植物的成熟种子。

性味归经

味辛、甘，性平。归脾、胃、肺经。

功效

消食化积，祛痰下气。

主治

食积停滞，胃脘痞满，嗳气吞酸，腹痛泄泻，腹胀不舒，咳嗽痰多等。

第二章　泻下剂

用法

　　水煎服，或用胃管注入，每日一至二次。

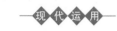

功效

通里攻下，行气活血。

主治

早期单纯性肠梗阻，气胀较重等。

现代运用

本方常用于治疗一般肠梗阻、急性胰腺炎等。

承气养营汤

来源

《温疫论》

配方

大黄、枳实、厚朴、知母、当归、芍药、生地黄。（原著无剂量）

用法

加生姜，水煎服。

功效

泻热通便，养血清热。

主治

数下亡阴之热结。身热不解，腹硬满痛，大便不通，唇燥口裂，咽干渴饮，舌红苔黄，脉数等。

现代运用

本方常用于治疗假性肠梗阻等。

大陷胸汤

《伤寒论》

大黄六两，芒硝一升，甘遂一钱匕。

上三味，以水六升，先煮大黄，取二升，去滓，内芒硝，煮二沸，内甘遂末，温服一升，得快利，止后服。

泻热逐水。

水热互结之结胸证。心下疼痛，拒按，按之硬，或从心下至少腹硬满疼痛，手不可近。伴见便秘，短气烦躁，舌燥而渴，舌红苔黄腻或兼水滑，脉沉紧或沉迟有力等。

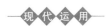

本方常用于治疗渗出性胸膜炎、急性肠梗阻、急性胰腺炎、肝脓肿、胆囊炎、胆石症等。

大黄附子汤

《金匮要略》

配 方

大黄三两，附子（炮）三枚，细辛二两。

用 法

上三味，以水五升，煮取二升，分温三服。若强人煮取二升半，分温三服，服后如人行四五里，进一服。

功 效

温里散寒，通便止痛。

主 治

寒积里实证。发热，便秘腹痛，或胁下偏痛，手足不温，苔白腻，脉弦紧等。

现 代 运 用

本方常用于治疗便秘、急性阑尾炎、慢性痢疾、急性肠梗阻、尿毒症等。

 # 厚朴大黄汤

来 源

《金匮要略》

配 方

厚朴一尺，大黄六两，枳实四枚。

用 法

上三味，以水五升，煮取二升，分温再服。

功 效

行气散满，泻结逐饮。

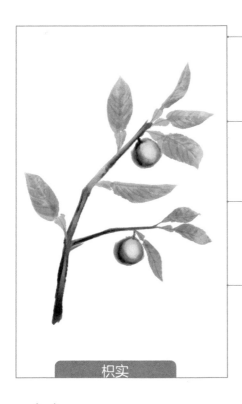

入药部位

植物的未成熟果实。

性味归经

味苦、辛，性微寒。归脾、胃、大肠经。

功效

破气消积，化痰除痞。

主治

腹痛便秘，泻痢后重，胸痹结胸，子宫脱垂，胃下垂等。

枳实

—主 治—

阳明热结支饮证。支饮胸满，心下时痛，腹痛，脉数等。

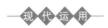—现 代 运 用—

本方常用于治疗慢性支气管炎、哮喘急性发作等。

 温脾汤

—来 源—

《千金方》

—配 方—

大黄五两，当归、干姜各三两，附子、甘草、人参、芒硝各二两。

用　法

上七味，以水七升，煮取三升，分服，一日三次。

功　效

温补脾阳，攻下寒积。

主　治

阳虚寒积证。便秘腹痛，脐下绞结，绕脐不止，手足不温，苔白不渴，脉沉弦而迟等。

现代运用

本方常用于治疗便秘、急性单纯性肠梗阻或不全梗阻、慢性肾功能不全、结肠炎等。

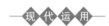

黄龙汤

来　源

《伤寒六书》

配　方

大黄、芒硝、枳实、厚朴、甘草、人参、当归。（原书未注用量）

用　法

以水二盅，加姜三片、大枣二枚，煎之后再入桔梗一撮，煎一沸，热服。

功　效

攻下通便，益气养血。

主　治

阳明腑实较甚兼气血不足证。大便秘结或自利清水，腹痛拒按，身热口渴，体倦少气，神昏肢厥，舌苔焦黄或焦黑，脉虚数等。

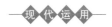

本方常用于治疗乙型脑炎、流行性脑脊髓膜炎、伤寒、副伤寒、老年性肠梗阻等。

 # 新加黄龙汤

来源

《温病条辨》

配方

细生地、玄参、麦冬各五钱,生甘草二钱,人参(另煎)、当归各一钱五分,生大黄三钱,芒硝一钱,海参二条,姜汁六匙。

用法

水八杯,煮取三杯,先用一杯,冲参汁五分,姜汁二匙,顿服之。如腹中有响声,或转失气者,为欲便也。候一二时不便,再如前法服一杯,候二十四刻不便,再服第三杯。如服一杯即得便,止后服,酌服益胃汤一剂,余参或可加入。

功效

清热和血,润肠通便。

主治

热结较轻而气阴亏甚证。腹胀而硬,大便秘结,体倦少气,口干舌燥,舌苔焦黄等。

现代运用

本方常用于治疗乙型脑炎、流行性脑脊髓膜炎、伤寒、副伤寒、老年性肠梗阻等。

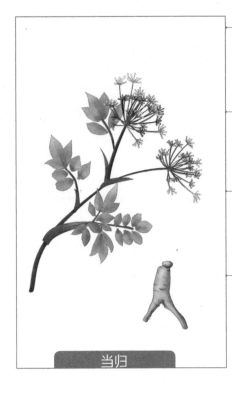

当归

入药部位

植物的干燥根。

性味归经

味甘、辛，性温。归肝、心、脾经。

功效

活血止痛，补血调经，润肠通便。

主治

血虚眩晕，月经不调，经闭，痛经，面色萎黄，跌打损伤，肠燥便秘等。

白散

—来 源—

《伤寒论》

—配 方—

桔梗、贝母各三分，巴豆（去皮心，熬黑，研如脂）一分。

—用 法—

上三味为散，更于臼中杵之，以白饮和服，强人服半钱匕，羸者减之。病在膈上必吐，在膈下必利；不利进热粥一杯，利不止进冷粥一杯。

功效

温下寒实，涤痰破结。

主治

寒实结胸，无热证者。

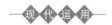

现代运用

本方常用于治疗慢性气管炎、肺炎等。

三物备急丸

来源

《金匮要略》

配方

大黄一两，巴豆（去皮心熬外研如脂）一两，干姜一两。

用法

上药各须精新，先捣大黄、干姜为末，研巴豆内中，合治一千杵，用为散，蜜和丸亦佳，密器中贮之，莫令歇。以暖水苦酒服大豆许三四丸，或不下，捧头起，灌令下咽，须臾当瘥；如未瘥，更与三丸，当腹中鸣，即吐下便瘥。若口噤，亦须折齿灌之。

功效

攻逐寒积。

主治

寒实冷积内停暴急重证。心腹胀满，猝痛如锥刺，气急口噤，大便不通，苔白，脉沉实等。

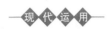

本方常用于治疗肠梗阻、术后肠麻痹、严重肠胃功能障碍、急性胰腺炎、急性阑尾炎、急性腹膜炎等。

济川煎

《景岳全书》

当归三至五钱,牛膝二钱,肉苁蓉二至三钱,泽泻一钱半,升麻五分至七分或一钱,枳壳(虚甚者不必用)一钱。

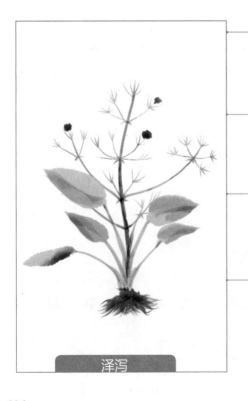

泽泻

入药部位

植物的块茎。

性味归经

味甘、淡,性寒。归肾、膀胱经。

功效

利水渗湿,泻热。

主治

小便不利,水肿,泄泻,淋浊,带下等。

中医名方全书

用法

水一盅半，煎七分，空腹时温服。

功效

温肾益精，润肠通便。

主治

肾阳虚弱，精津不足证。大便秘结，小便清长，腰膝酸软，头晕目眩，舌淡苔白，脉沉迟等。

现代运用

本方常用于治疗老年便秘、习惯性便秘、产后便秘等。

 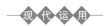

十枣汤

第二章　泻下剂

来源

《伤寒论》

配方

芫花、甘遂、大戟各等份。

用法

上三味，分别捣为散，以水一升半，先煮大枣肥者十枚，取八合，去滓，内药末，强人服一钱匕，羸人服半钱，温服之，平旦服。若下少，病不除者，明日更服，加半钱。得快下利后，糜粥自养。

功效

攻逐水饮。

主治

①悬饮。咳唾胸胁引痛，心下痞硬，干呕短气，头痛目眩，胸背掣痛

不得息，舌苔白滑，脉沉弦。

②水肿。一身悉肿，尤以身半以下为重，腹胀喘满，二便不利。

本方常用于治疗结核性胸膜炎、渗出性胸膜炎、肝硬化、慢性肾炎所致的水肿，以及晚期血吸虫病所致的腹水等。

舟车丸

— 来 源 —

《景岳全书》

— 配 方 —

黑牵牛（研末）四两，甘遂（面裹煨）、芫花（醋炒）、大戟（醋炒）各一两，大黄二两，青皮、陈皮、木香、槟榔各五钱，轻粉一钱。

— 用 法 —

上十味，轻粉粉碎成极细粉，黑牵牛等九味粉碎成细粉，与上述轻粉粉末配研，过筛，混匀，用水泛丸，干燥，即得。每服五十丸，空腹温开水送服，以快利为度。

— 功 效 —

行气，逐水，泻热。

— 主 治 —

水热内壅、气机阻滞之阳水证。腹坚，水肿水胀，大小便秘，口渴气粗，脉沉数有力等。

— 现 代 运 用 —

本方常用于治疗肝硬化腹水、肾炎水肿等。

润肠丸

—来源—

《脾胃论》

—配方—

大黄、当归梢、羌活各五钱，桃仁一两，麻仁一两二钱五分。

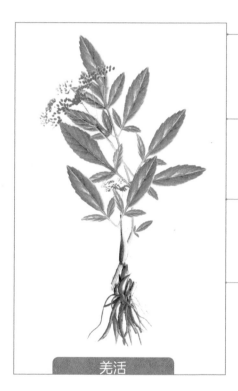

羌活

入药部位

植物的干燥根茎及根。

性味归经

味辛、苦，性温。归膀胱、肾经。

功效

解表散寒，祛风胜湿，止痛。

主治

风寒感冒，风寒湿痹，项强筋急，骨节酸疼，风水浮肿，痈疽疮毒等。

—用法—

上药除麻仁另研如泥外，其余捣罗为细末，炼蜜为丸，如梧桐子大。每服五十丸，空腹时用白汤送下。

功效

活血疏风，润肠通便。

主治

风热入侵大肠，血滞燥结之肠燥便秘证。大便秘涩或干燥，艰涩难出等。

现代运用

本方常用于治疗习惯性便秘等。

 # 麻子仁丸

来源

《伤寒论》

配方

麻子仁二升，芍药半斤，枳实（炙）半斤，大黄（去皮）一斤，厚朴（炙）一尺，杏仁（去皮尖）一升。

用法

上六味，炼蜜为丸，如梧桐子大，饮服十丸，日三服，渐加，以知为度。

功效

润肠泻热，行气通便。

主治

肠胃燥热，脾津不足之脾约证。皮肤干燥，大便干结，便秘尿频，口干欲饮，舌苔薄白，脉浮涩等。

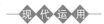

现代运用

本方常用于治疗习惯性便秘、痔疮术后便秘、老人肠燥便秘、产后便秘等。

己椒苈黄丸

—来源—

《金匮要略》

—配方—

防己、椒目、葶苈（熬）、大黄各一两。

—用法—

上四味，末之，炼蜜为丸，如梧桐子大，先食饮服一丸，日三服，稍增，口中有津液。渴者加芒硝半两。

—功效—

泻热逐水，通利二便。

—主治—

饮热互结肠间，肠间有水气，腹满便秘，小便不利，口舌干燥，脉沉弦等。

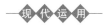
—现代运用—

本方常用于治疗痰饮型胃肠神经症、肝硬化腹水等。

禹功散

—来源—

《儒门事亲》

—配方—

黑牵牛（头末）四两，炒茴香一两，或加木香一两。

用法

为末，以生姜自然汁调一二钱，临卧服。

功效

行气消肿，逐水通便。

主治

阳证水肿，或寒湿水疝，属实证者。阴囊肿胀，大小便不利，苔白腻，脉沉有力等。

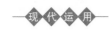

现代运用

本方常用于治疗鞘膜积液、乙型肝炎、肝硬化腹水等。

中医名方全书

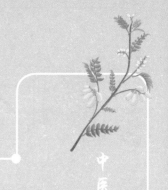

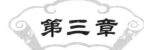

第三章

和解剂

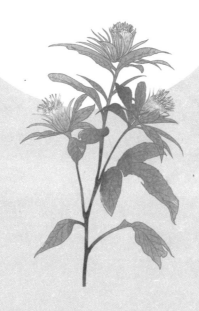

大柴胡汤

《金匮要略》

柴胡半斤，黄芩、芍药各三两，半夏半升，生姜五两，枳实（炙）四枚，大枣十二枚，大黄二两。

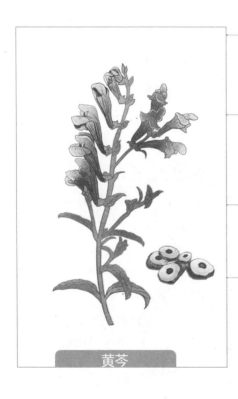

黄芩

入药部位

植物的干燥根。

性味归经

味苦，性寒。归肺、胆、脾、大肠、小肠经。

功效

清热燥湿，泻火解毒，止血，安胎。

主治

胸闷呕恶，湿热痞满，泻痢，黄疸，肺热咳嗽，高热烦渴，痈肿疮毒，胎动不安等。

上八味，以水一斗二升，煮取六升，去滓，再煎，温服一升，日三服。

功 效

和解少阳，内泻热结。

 主 治

少阳阳明合病。寒热往来，胸胁苦满，呕吐不止，心下痞硬，便秘，舌苔黄，脉弦数有力等。

现 代 运 用

本方常用于治疗肝炎、胆囊炎、胆石症、黄疸等。

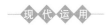 # 小柴胡汤

 来 源

《伤寒论》

配 方

柴胡半斤，黄芩、人参、炙甘草、生姜各三两，半夏半升，大枣十二枚。

 用 法

上七味，以水一斗二升，煮取六升，去滓，再煎取三升，温服一升，日三服。

 功 效

和解少阳，益气扶正。

 主 治

①伤寒少阳证。寒热往来，胸胁苦满，心烦喜呕，目眩，口苦，咽干，舌苔白，脉弦等。

②妇人伤寒，热入血室证。

③黄疸、疟疾而见少阳证者。

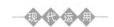现 代 运 用

本方常用于治疗感冒、支气管炎、支气管喘息、肺结核、肝病、胃肠疾病、麻疹、恶阻等。

 # 柴胡枳桔汤

— 来 源 —

《通俗伤寒论》

— 配 方 —

柴胡、青子芩各一钱至钱半,枳壳、新会皮、姜半夏各钱半,桔梗、鲜生姜、雨前茶各一钱。

— 用 法 —

上锉一剂,水煎,温服。

— 功 效 —

和解表里。

— 主 治 —

胸胁痞满,或痛,或呕,或哕等。

— 现 代 运 用 —

本方常用于治疗疟疾、黄疸、咳嗽、口腔溃疡、乏力、腹泻等。

达原饮

《温疫论》

槟榔二钱,厚朴、知母、芍药、黄芩各一钱,草果仁、甘草各五分。

水煎,午后温服。

开达膜原,辟秽化浊。

瘟疫或疟疾,邪伏膜原证。胸闷呕恶,头痛烦躁,舌边深红,舌苔白如积粉或舌苔垢腻,脉弦数等。

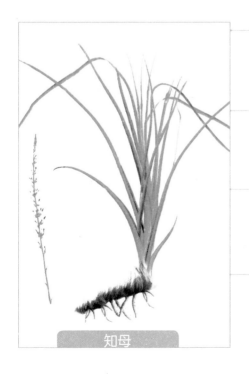

知母

入药部位

植物的干燥根茎。

性味归经

味苦,性寒。归肺、胃、肾经。

功效

清热泻火,滋阴润燥。

主治

热病烦渴,肺热燥咳,骨蒸潮热,内热消渴,肠燥便秘等。

本方常用于治疗流行性感冒、恶性疟疾、病毒性脑炎、无名高热等。

柴胡达原饮

《重订通俗伤寒论》

槟榔二钱，柴胡、生枳壳、川厚朴、青皮、黄芩各钱半，苦桔梗一钱，草果六分，炙甘草七分，荷叶梗五寸。

上用水二盅，煎八分，午后温服。

宣湿化痰，透达膜原。

痰湿阻于膜原证。胸膈痞满，心烦头眩，咳痰不爽，间日疟发，舌苔厚如积粉，脉弦滑等。

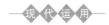

本方常用于治疗流行性感冒、疟疾等。

中医名方全书

蒿芩清胆汤

 来源

《重订通俗伤寒论》

 配方

青蒿脑钱半至二钱,青子芩钱半至三钱,仙半夏、生枳壳、广陈皮各钱半,淡竹茹、赤茯苓、碧玉散各三钱。

 用法

水煎服。

 功效

清胆利湿,和胃化痰。

 主治

少阳湿热痰浊证。寒热如疟,寒轻热重,口苦膈闷,吐酸苦水,舌红苔白腻或黄腻,脉弦滑等。

现代运用

本方常用于治疗急性胆囊炎、急性胃炎、慢性胰腺炎、疟疾等病的各种感染性发热和不明原因的发热,以及更年期综合征、三叉神经痛、癫痫、胆汁反流性胃炎等。

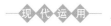 # 截疟七宝饮

 来源

《医方类聚》引《太平惠民和剂局方》

配方

常山、陈橘皮、青橘皮、槟榔、草果子仁、甘草（炙）、姜厚朴各等份。

用法

用水一碗，酒一盏，同煎至一大碗，去滓，露一宿，次早温服。睡片时。寒多加酒，热多加水，须慢火煎令熟，不吐不泻，一服即效。

功效

燥湿祛痰，行气截疟。

主治

痰湿疟疾。寒热往来，疟疾数发不止，胸脘胀闷，苔白腻，脉弦滑浮大等。

现代运用

本方常用于治疗各种疟疾。

 # 清脾饮

来源

《严氏济生方》

配方

青皮、姜厚朴、白术、草果仁、柴胡、茯苓、黄芩、半夏、炙甘草各等份。

用法

捣粗末，每服四钱，水一杯半，加生姜五片煎。

功效

泻热清脾，燥湿化痰。

中医名方全书

主治

　　瘅疟。但热不寒或热多寒少，膈满能食，心烦口苦，舌干渴饮，大便不利，小便黄赤，脉弦数等。

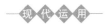

现代运用

　　本方常用于治疗流行性感冒、湿温发热、疟疾等。

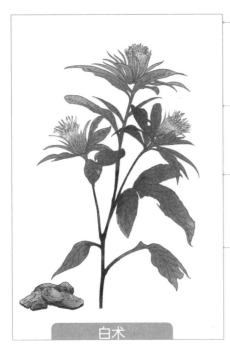

白术

入药部位

植物的根茎。

性味归经

味甘、苦，性温。归脾、胃经。

功效

健脾，益气，燥湿利水，止汗，安胎。

主治

脾胃气弱，倦怠少气，泄泻，水肿，黄疸，湿痹，小便不利，头晕，胎气不安等。

逍遥散

来源

　　《太平惠民和剂局方》

第三章　和解剂

柴胡、当归、白芍、白术、茯苓各一两，甘草半两。

上六味，共为细末，烧生姜、薄荷少许，煎汤冲服，日三服。

疏肝解郁，健脾合营。

肝郁血虚脾弱证。头痛目眩，两胁作痛，乳房胀痛，神疲食少，月经不调，舌红苔薄白，脉弦而虚等。

本方常用于治疗肝硬化、慢性肝炎、经前期紧张综合征、盆腔炎、更年期综合征等。

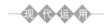 # 黑逍遥散

《医略六书》

柴胡五分，当归三钱，白芍、白术、茯苓各一钱五分，甘草五分，生地黄五钱。

上七味，加生姜、薄荷少许，水煎，去滓，微微温服。

养血疏肝，健脾和中。

中医名方全书

主 治

逍遥散证而血虚较甚者。胁痛头眩，肝郁血虚，或肩胛绊痛，或胃脘当心而痛，或时眼赤痛，妇人郁怒伤肝，致血妄行，沙淋崩浊，赤白淫闭等。

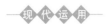**现 代 运 用**

本方常用于治疗气郁便秘、眼疾、音哑、乳头皲裂、阴痒等。

加味逍遥散

来 源

《内科摘要》

配 方

当归、芍药、茯苓、白术、柴胡各一钱，牡丹皮、山栀子（炒）、甘草（炙）各五分。

用 法

水煎服。

功 效

养血和营，疏肝健脾。

主 治

肝郁化火生热证。肝郁血虚，两胁胀痛，头痛目涩，肚腹作痛或小腹重坠，倦怠食少，月经不调，舌红苔薄黄，脉弦虚数等。

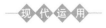**现 代 运 用**

本方常用于治疗更年期综合征、乳腺增生、黄褐斑、痤疮等。

痛泻要方

—来 源—

《丹溪心法》

—配 方—

白术（炒）三两，白芍（炒）二两，陈皮（炒）一两五钱，防风一两。

—用 法—

上细切，分作八服，水煎或丸服。

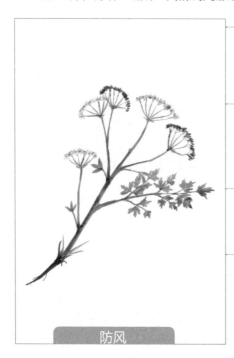

防风

入药部位

植物的根。

性味归经

味辛、甘，性微温。归膀胱、脾、肝经。

功效

祛风解表，胜湿止痛，止痉。

主治

风疹瘙痒，风湿痹痛，破伤风，脾虚湿盛等。

—功 效—

补脾柔肝，祛湿止泻。

主治

痛泻证。腹痛肠鸣，大便泄泻，泻必腹痛，舌苔薄白，脉两关不调，左弦而右缓等。

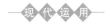
现代运用

本方常用于治疗慢性结肠炎、急慢性肠炎、肠道易激综合征等。

枳实芍药散

来源

《金匮要略》

配方

枳实（烧令黑，勿太过）、芍药各等份。

用法

上二味，杵为散，服方寸匕，日三服，并主痈脓，以麦粥下之。

功效

行气和血，缓急止痛。

主治

气血郁滞证。产后腹痛，食积不化，恶心呕吐，大便溏烂，烦满不得卧，舌苔厚腻等。

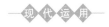
现代运用

本方常用于治疗失眠不寐、产后腹痛、肠易激综合征、带状疱疹等。

四逆散

《伤寒论》

炙甘草、炙枳实、柴胡、芍药各十分。

上四味，捣筛为细末。白饮和服方寸匕，日三服。

透邪解郁，调和肝脾。

①阳郁厥逆证。手足不温，或腹痛，或泄利下重，脉弦等。

②肝脾气郁证。胁肋胀闷，脘腹疼痛，脉弦等。

本方常用于治疗肋间神经痛、慢性肝炎、胆囊炎、胆道蛔虫症、胆石症、胃炎、胃溃疡、急性乳腺炎、附件炎、输卵管阻塞等。

半夏泻心汤

《伤寒论》

半夏半升，干姜、人参、黄芩、炙甘草各三两，黄连一两，大枣十二枚。

用 法

上七味，以水一斗，煮取六升，去滓，再煎取三升，温服一升，日三服。

功 效

寒热平调，开结除痞。

主 治

寒热互结之痞证。心下痞满，满而不痛，呕吐，肠鸣下利，舌苔腻而微黄，脉浮数等。

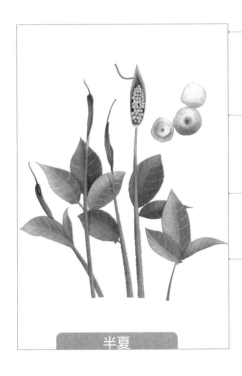

半夏

入药部位

植物的块茎。

性味归经

味辛，性温。归脾、胃、肺经。

功效

燥湿化痰，降逆止呕，消痞散结。

主治

湿痰寒痰，咳喘痰多，反胃呕吐，胸脘痞闷，梅核气，痈肿痰核等。

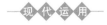现 代 运 用

本方常用于治疗早期肝硬化、慢性肝炎、急慢性胃肠炎、慢性结肠炎等。

甘草泻心汤

来源

《伤寒论》

配方

甘草四两,黄芩、人参、干姜各三两,黄连一两,大枣十二枚,半夏半升。

用法

上七味,以水一斗,煮取六升,去滓,再煎取三升,温服一升,日三服。

功效

益气和胃,消痞降逆。

主治

伤寒痞证。胃气虚弱,腹中雷鸣,下利日数十行,谷不化,心下痞硬而满,干呕,心烦不得安等。

现代运用

本方常用于治疗白塞氏综合征、急慢性胃肠炎等。

生姜泻心汤

来源

《伤寒论》

配方

半夏半升,人参、黄芩、炙甘草各三两,黄连、干姜各一两,大枣十二枚,生姜四两。

上八味，以水一斗，煮取六升，去滓，再煎取三升，温服一升，日三服。

功效

和胃消痞，散结除水。

主治

水热互结痞证。胃中不和，心下痞硬，噫气臭，胁下有水气，腹中雷鸣下利等。

现代运用

本方常用于治疗胃扩张、胃下垂、胃脘痛、慢性胃炎等。

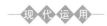

黄连汤

来源

《伤寒论》

配方

黄连、甘草（炙）、干姜、桂枝各三两，人参二两，半夏（洗）半升，大枣（劈）十二枚。

用法

上七味，以水一斗，煮取六升，去滓，温服一升，日三服，夜三服。

功效

平调寒热，和胃降逆。

主治

上热下寒之腹痛欲呕证。胸中有热，胃中有邪气，伤寒，腹痛，欲呕等。

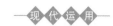

本方常用于治疗冠心病、胆囊炎、十二指肠溃疡等。

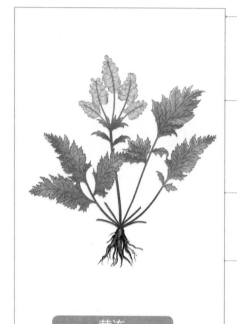
黄连

入药部位

植物的根茎。

性味归经

味苦，性寒。归心、肝、胆、胃、大肠经。

功效

清热燥湿，泻火解毒。

主治

胸中烦热痞满，肠胃湿热，呕吐，泻痢，失眠，心烦等。

中医名方全书

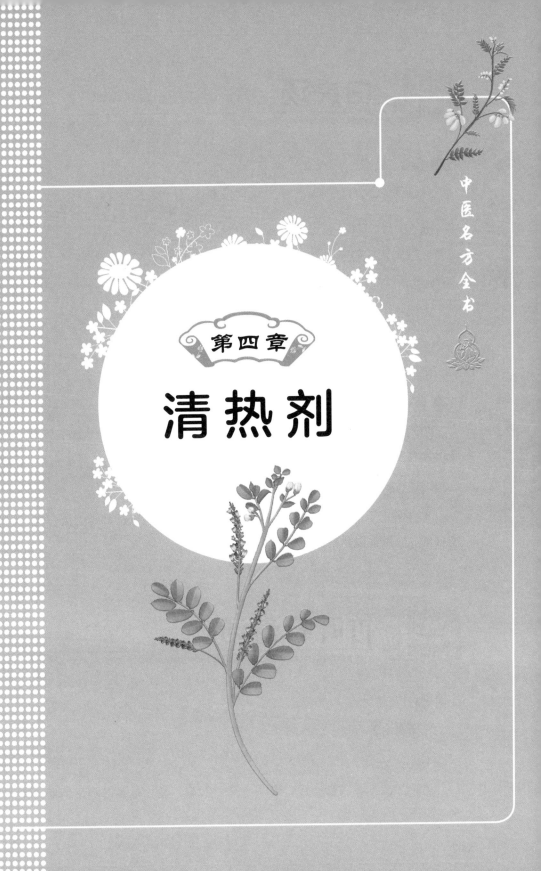

第四章

清热剂

白虎汤

—来源—

《伤寒论》

—配方—

石膏一斤，知母六两，甘草二两，粳米六合。

—用法—

上四味，以水一斗，煮米熟汤成，去滓，温服一升，日三服。

—功效—

清热泻火，生津除烦。

—主治—

阳明气分热盛证。邪热弥漫气分，壮热面赤，烦渴引饮，大汗恶热，脉洪大有力等。

—现代运用—

本方常用于治疗感染性疾病，如流行性感冒、大叶性肺炎、流行性乙型脑炎、牙龈炎以及糖尿病、风湿性关节炎等。

竹叶石膏汤

—来源—

《伤寒论》

—配方—

淡竹叶二把，石膏一斤，麦冬一升，人参、炙甘草各二两，半夏、粳米各半升。

—用　法—

上七味，以水一斗，先煮六味，取六升，去滓，内粳米，煮米熟，汤成去米，温服一升，日三服。

—功　效—

清热生津，益气和胃。

—主　治—

伤寒、暑病、热病后期，余热未清，气津两伤证。身热多汗，心胸烦闷，烦渴喜饮，舌红苔少，脉虚数等。

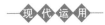

—现 代 运 用—

本方常用于治疗小儿夏季热、中暑、感染性疾病后期等，证属余热未清、气津两伤者。糖尿病证属胃热阴伤者等，亦可应用。

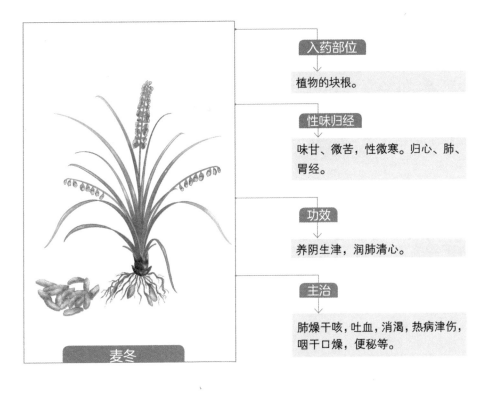

麦冬

入药部位

植物的块根。

性味归经

味甘、微苦，性微寒。归心、肺、胃经。

功效

养阴生津，润肺清心。

主治

肺燥干咳，吐血，消渴，热病津伤，咽干口燥，便秘等。

栀子豉汤

《伤寒论》

栀子十四枚（擘），香豉四合（绵裹）。

上二味，以水四升，先煮栀子得二升半，内香豉煮取一升半，去滓，分为二服，温进一服，得吐者，止后服。

清宣郁热，除烦。

热郁胸膈证。心中懊憹，虚烦不得眠，胸中窒，舌红苔黄等。

本方常用于治疗失眠、急性胃炎、食管炎、胆囊炎、神经衰弱等。也可辅助治疗心肌炎、脉管炎、过敏性紫癜等。

栀子厚朴汤

《伤寒论》

栀子十四枚（擘），厚朴四两（炙，去皮），枳实四枚（水浸，炙令黄）。

用法

上三味，以水三升半，煮取一升半，去滓，分二服，温进一服，得吐者，止后服。

 功效

清热除烦，宽中消满。

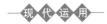 **主治**

热郁胸膈证，兼胸痞腹胀等。

 现代运用

本方常用于治疗食管炎、急性胃炎、慢性胰腺炎、急慢性胆囊炎等。也可辅助治疗心肌炎、肋间神经炎、心律失常、神经性头痛等。

栀子生姜豉汤

 来源

《伤寒论》

 配方

栀子十四枚（擘），香豉四合（绵裹），生姜五两。

 用法

上三味，以水四升，先煮栀子、生姜，取二升半，内香豉，煮取一升半，去滓，分二服，温进一服，得吐者，止后服。

 功效

清宣郁热，兼降逆止呕。

 主治

热郁胸膈证兼呕者等。发汗吐下后，虚烦不得眠。

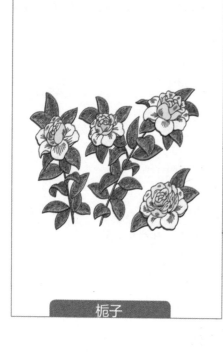

入药部位

植物的成熟果实。

性味归经

味苦，性寒。归心、肺、三焦经。

功效

泻火除烦，清热利尿，凉血解毒。

主治

心烦，郁闷，躁扰不宁，睡眠不安，黄疸等。

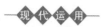
栀子

—— 现 代 运 用 ——

　　本方常用于治疗急性胃炎、食管炎、胆囊炎等。也可辅助治疗咽炎、腮腺炎、扁桃体炎、牙龈出血等。

 # 栀子甘草豉汤

　　《伤寒论》

　　栀子十四枚（擘），香豉四合（绵裹），甘草二两（炙）。

用法

上三味，以水四升，先煮栀子、甘草，取二升半，内香豉，煮取一升半，去滓，分二服，温进一服，得吐者，止后服。

功效

清宣郁热，兼和中益气。

主治

①热郁胸膈证。少气乏力等。

②虚烦不得眠，心中懊侬，或反复颠倒，卧起不安，或身热，兼少气等。

③伤寒、温病、经汗下后，心中懊侬，虚烦不得眠，短气等。

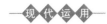现代运用

本方常用于治疗急性胃炎、食管炎、胆囊炎等。也可辅助治疗咽炎、腮腺炎、扁桃体炎、牙龈出血等。

泻心汤

来源

《金匮要略》

配方

大黄二两，黄连、黄芩各一两。

用法

上三味，以水三升，煮取一升，顿服之。

功效

泻火解毒，燥湿。

主 治

邪火内炽，迫血妄行，吐血，或湿热内蕴，胸痞烦热，便秘溲赤，口舌生疮，黄疸等。

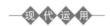 现 代 运 用

本方常用于治疗急性胃肠炎、胃肠道出血、肺炎、肺结核及支气管扩张咯血、口腔溃疡、急性结膜炎、原发性高血压等。

 # 凉膈散

 来 源

《太平惠民和剂局方》

 配 方

川大黄、朴硝、甘草（炙）各二十两，山栀子仁、薄荷、黄芩各十两，连翘二斤半。

 用 法

上药为粗末，每服二钱，水一盏，入淡竹叶七片，蜜少许，煎至七分，去滓，食后温服。

 功 效

泻火通便，清上泄下。

 主 治

上中二焦郁热炽盛证。胸膈烦热，烦躁多渴，面热头昏，口舌生疮，舌红苔黄，脉数等。

 现 代 运 用

本方常用于治疗支气管扩张感染、大叶性肺炎、咽喉炎、口腔炎、胆

道感染、急性扁桃体炎、急性黄疸型肝炎等。

 # 黄连解毒汤

来源

《肘后备急方》，名见《外台秘要》引崔氏方

配方

黄连三两，黄芩、黄柏各二两，栀子十四枚。

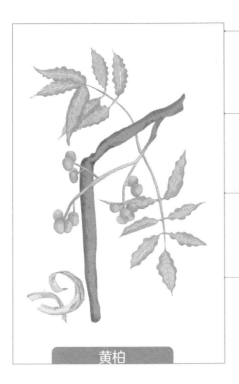

黄柏

入药部位

植物的树皮。

性味归经

味苦，性寒。归肾、膀胱经。

功效

清热燥湿，泻火除蒸，解毒疗疮。

主治

黄疸，带下，热淋，盗汗，遗精，湿疹瘙痒等。

用法

上四味切，以水六升，煮取二升，分二服。

功效

泻火解毒。

主治

一切实热火毒，三焦热盛之证。大热烦躁，口燥咽干，错语不眠，或热病吐血，热甚发斑，痈肿疔毒，小便赤黄，舌红苔黄，脉数有力等。

现代运用

本方常用于治疗急性细菌性痢疾、中毒性菌痢、流行性乙型脑炎、肺炎、流行性脑脊髓膜炎、败血症、急性泌尿系统感染、外科痈疽疔毒等。

普济消毒饮

来源

《东垣试效方》

配方

黄芩（酒炒）、黄连（酒炒）各五钱，陈皮、生甘草、玄参、柴胡、桔梗各二钱，连翘、板蓝根、马勃、牛蒡子、薄荷各一钱，僵蚕、升麻各七分。

用法

上药为末，汤调，时时服之，或蜜拌为丸，嚼化。

功效

清热解毒，疏风散邪。

主治

大头瘟。恶寒发热，头面红肿，目不能开，咽喉不利，舌燥口渴，舌红苔黄，脉数有力等。

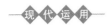现 代 运 用

本方常用于治疗颜面丹毒、流行性腮腺炎、流行性出血热、急性扁桃体炎，以及带状疱疹、扁平疣、上呼吸道感染、急性颌下淋巴结炎、血管神经性水肿等。

导赤散

来 源

《小儿药证直诀》

配 方

生地黄、木通、生甘草梢各等份。

用 法

上药为粗末，每服三钱，加淡竹叶少许煎至六分，去滓，温服。

功 效

清心，利水，养阴。

主 治

①心经火热证。心胸烦热，面赤口渴，意欲饮冷，口舌生疮等。
②心热移于小肠证。小便赤涩，尿时刺痛，舌红，脉数等。

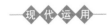现 代 运 用

本方常用于治疗口腔炎、鹅口疮、小儿夜啼、急性泌尿系统感染、肥大型前列腺炎等。

第四章　清热剂

左金丸

《丹溪心法》

黄连六两，吴茱萸一两。

上药为末，水丸或蒸饼为丸，白汤下五十丸。

清泻肝火，降逆止呕。

肝火犯胃，肝胃不和证。呕吐吞酸，胁痛口苦，舌红苔黄，脉弦数等。

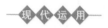

本方常用于治疗食道炎、胃炎、胃溃疡等。

龙胆泻肝汤

《医方集解》

龙胆草、栀子、黄芩、泽泻、木通、车前子、生地、当归、柴胡、甘草。（原书未注用量）

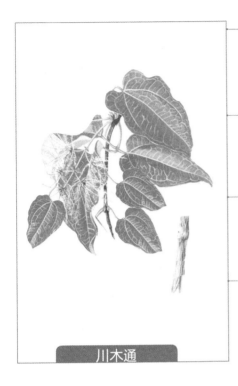

入药部位

植物的藤茎。

性味归经

味苦，性寒。归心、小肠、膀胱经。

功效

清热利尿，通经下乳。

主治

水肿，淋病，小便不通，关节痹痛，经闭乳少。

川木通

──用法──

水煎取汁，分两次服。

──功效──

清泻肝胆实火，清利肝经湿热。

──主治──

肝胆实火上炎之胁痛头痛、口苦目赤、耳聋耳肿等证，或肝经湿热下注之小便淋浊、阴痒阴肿等证。

──现代运用──

本方常用于治疗顽固性偏头痛、头部湿疹、原发性高血压、病毒性肝炎、肾盂肾炎、胆囊炎、尿道炎、膀胱炎、急性睾丸炎、急性结膜炎、乳腺炎、妇女湿热白带、中耳炎、盆腔炎、带状疱疹等。

清心莲子饮

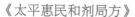

来源

《太平惠民和剂局方》

配方

黄芩、麦冬（去心）、地骨皮、车前子、甘草（炙）各半两，石莲肉（去心）、白茯苓、炙黄芪、人参各七钱半。

用法

上药研为粗末，每三钱，麦冬十粒，水一盏半，煎取八分，去滓，水中沉冷，空心，食前服。

功效

清心火，益气阴，止淋浊。

主治

心火偏旺，气阴两虚，湿热下注证。上盛下虚，肾阴不足，心火炎上，口舌干燥，渐成消渴，睡卧不安，四肢倦怠，男子遗精淋浊，妇人血崩带下，遇劳则发等。

现代运用

本方常用于治疗肾炎、慢性肾盂肾炎、隐匿性肾小球肾炎、前列腺炎、病毒性心肌炎、功能性子宫出血、阴道炎、宫颈糜烂、尿路感染、糖尿病、肾结核等。

泻青丸

来源

《小儿药证直诀》

当归、龙脑（即龙胆）、川芎、山栀子仁、川大黄（湿纸裹煨）、羌活、防风各等份。

上药研为细末，炼蜜为丸。竹叶煎汤加砂糖，用温开水化下。

清肝泻火。

肝经郁火证。目赤肿痛，烦躁易怒，尿赤便秘，脉洪实，以及小儿急惊，热盛抽搐等。

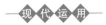

本方常用于治疗鼻窦炎、单纯疱疹性角膜炎、全眼球炎、血管神经性头痛、高血压头痛等。

 # 当归龙荟丸

《宣明论方》

当归、龙胆草、栀子、黄连、黄柏、黄芩各一两，芦荟、青黛、大黄各五钱，木香一分，麝香五分。

除麝香外，余药研末，将麝香研细，与上述粉末配研，过筛，混匀，炼蜜为丸，如小豆大，低温干燥，即得。每服二十丸，生姜汤送下。

功 效

清泻肝胆实火。

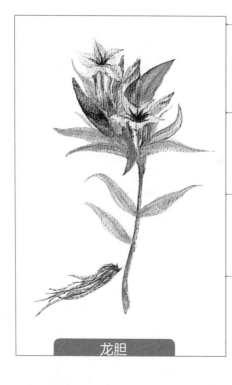

龙胆

入药部位

植物的根或根茎。

性味归经

味苦，性寒。归肝、胆经。

功效

清肝火，除湿热，健胃。

主治

目赤头晕，胁痛口苦，咽喉肿痛，湿热疮毒，阴肿，阴痒，小便淋痛。

主 治

肝胆实火证。头晕头痛，目赤晕眩，神志不宁，惊悸抽搐，甚至谵语发狂，或大便秘结，小便赤涩等。

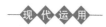

现 代 运 用

本方常用于治疗习惯性便秘、老年性便秘、痤疮、原发性高血压伴便秘等。

玉女煎

来源

《景岳全书》

配方

石膏三至五钱，熟地黄三至五钱或一两，麦冬二钱，知母、牛膝各一钱半。

用法

上药用水一盏半，煎七分，温服或冷服。

功效

清胃滋阴。

主治

胃热阴虚证。牙痛齿松，齿龈出血，烦热干渴，舌红苔黄而干。亦治消渴，消谷善饥等。

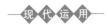
现代运用

本方常用于治疗急性口腔炎、舌炎、牙龈炎、糖尿病等。

清胃散

来源

《脾胃论》

配方

生地黄、当归身各三分，牡丹皮半钱，黄连六分（夏月倍之），升麻一钱。

用法

上药为细末，都作一服，水一盏半，煎至七分，去滓，放冷服之。

功效

清胃凉血。

主治

胃火牙痛。牙痛牵引头痛，面颊发热，或牙宣出血，牙龈红肿，口气热臭，口干舌燥，舌红苔黄，脉滑数等。

现代运用

本方常用于治疗牙周炎、口腔炎、牙槽脓肿、三叉神经痛、痤疮等。

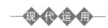

泻黄散

来源

《小儿药证直诀》

配方

藿香叶七钱，山栀子仁一钱，石膏五钱，甘草三两，防风四两。

用法

上药锉，同蜜、酒微炒香，为细末。每服一至二钱，水一盏，煎至五分，温服清汁，无时。

功效

泻脾胃伏火。

主治

脾胃伏火证。口疮口臭，口燥唇干，小儿脾热弄舌，舌红，脉数等。

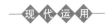

现代运用

本方常用于治疗脂溢性皮炎、口腔溃疡、慢性口腔炎、过敏性紫癜、手足口病、妇人带下、小儿发热、小儿厌食症等。

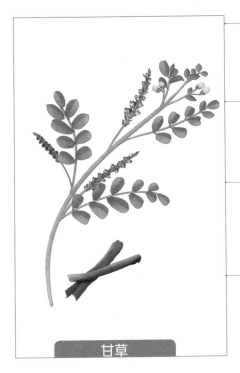

入药部位

植物的干燥根及根茎。

性味归经

味甘，性平。归心、胃、脾、肺经。

功效

补脾益气，止咳祛痰，缓急定痛，调和药性。

主治

脾胃虚弱，咳嗽气喘，痈疽疮毒，四肢挛急疼痛等。

甘草

黄芩汤

来源

《伤寒论》

配方

黄芩三两，芍药、炙甘草各二两，大枣十二枚（擘）。

用法

上四味，以水一斗，煮取三升，去滓，温服一升，日再，夜一服。

功效

清热止利，和中止痛。

主治

热泻热痢。身热，口苦，腹痛下利，舌红苔黄，脉数等。

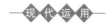现代运用

本方常用于治疗肺炎、急性胃肠炎、慢性结肠炎、传染性单核细胞增多症、妊娠恶阻、月经不调、细菌性痢疾、带状疱疹、面部痤疮等。

香连丸

来源

《太平惠民和剂局方》

配方

黄连、吴茱萸、木香。

用法

黄连、吴茱萸二味同炒，去吴茱萸，加木香，粉碎成细粉，过筛，混匀，醋糊为丸，如梧桐子大。每服二十丸，米饮吞下。

功效

清热化湿，行气化滞。

主治

湿热痢疾。下痢赤白相兼，腹痛，里急后重等。

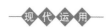现代运用

本方常用于治疗细菌性痢疾、急性肠炎、肠伤寒等。

芍药汤

《素问病机气宜保命集》

芍药一两，当归、黄连、黄芩各半两，槟榔、木香、甘草（炒）各二钱，大黄三钱，官桂二钱半。

— 用 法 —

上药以水二盏，煎至一盏，食后温服。

— 功 效 —

清热燥湿，调气和血。

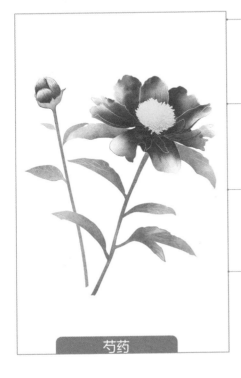

芍药

入药部位

植物的根。

性味归经

味苦，性微寒。归肝、脾经。

功效

疏肝，柔肝，止痛。

主治

镇痉，镇痛，通经，妇女腹痛，胃痉挛，眩晕，痛风等。

第四章 清热剂

主治

湿热痢疾。腹痛，便脓血，赤白相兼，里急后重，肛门灼热，小便短赤，舌苔黄腻，脉弦数等。

现代运用

本方常用于治疗阿米巴痢疾、细菌性痢疾、急性肠炎、过敏性结肠炎、溃疡性结肠炎等。

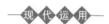

白头翁汤

来源

《伤寒论》

配方

白头翁二两，黄柏、黄连、秦皮各三两。

用法

上四味，以水七升，煮取二升，去滓，温服一升，不愈，更服一升。

功效

清热解毒，凉血止痢。

主治

热毒血痢。下痢赤多白少，腹痛，里急后重，舌红苔黄，脉弦数等。

现代运用

本方常用于治疗细菌性痢疾、阿米巴痢疾、急性坏死性肠炎、溃疡性结肠炎、急性结肠炎等。

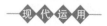

中医名方全书

白头翁加甘草阿胶汤

《金匮要略》

白头翁、甘草、阿胶各二两，黄柏、黄连、秦皮各三两。

上六味，以水七升，煮取二升半，去滓，内胶令消尽，分温三服。

清热解毒，凉血止痢，养血滋阴。

产后血虚热痢证。腹痛，里急后重，便下脓血，气血不足等。

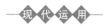

本方常用于治疗阿米巴痢疾、慢性细菌性痢疾、急性坏死性肠炎、滴虫性肠炎等，还可用于辅助治疗急性泌尿系统感染、宫颈切除后引起的大出血、红斑狼疮等。

青蒿鳖甲汤

《温病条辨》

青蒿、知母各二钱，鳖甲五钱，牡丹皮三钱，细生地黄四钱。

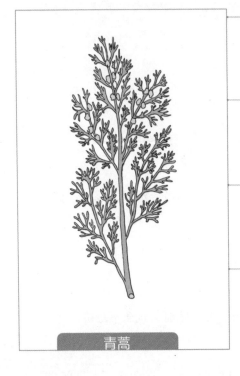

青蒿

入药部位

植物的地上部分。

性味归经

味苦、辛，性寒。归胆、肝经。

功效

清热解毒，除骨蒸，截疟。

主治

温病，暑热，暑邪发热，疟疾，阴虚发热，湿热黄疸等。

上药以水五杯，煮取二杯，日再服。

养阴透热。

温病后期邪伏阴分证。夜热早凉，热退无汗，舌红苔少，脉细数等。

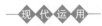

本方常用于治疗原因不明的发热、妇科手术后低热、小儿夏季热、肾结核、慢性肾盂肾炎等。

清骨散

 来源

《证治准绳》

 配方

银柴胡一钱五分，青蒿、鳖甲（醋炙）、地骨皮、胡黄连、秦艽、知母各一钱，甘草五分。

 用法

水二盅，煎八分，食远服。

 功效

清虚热，退骨蒸。

 主治

骨蒸劳热。骨蒸潮热，形瘦盗汗，舌红少苔，脉细数等。

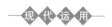 现代运用

本方常用于治疗肺结核、围绝经期综合征等。

秦艽鳖甲散

 来源

《卫生宝鉴》

 配方

柴胡、鳖甲、地骨皮各一两，秦艽、当归、知母各半两。

用　法

上药为粗末，每服五钱，水一盏，青蒿五叶，乌梅一个，煎至七分，去滓，空心、临卧各一服。

功　效

滋阴养血，清热除蒸。

主　治

虚劳阴亏血虚。骨蒸壮热，肌肉消瘦，唇红颊赤，困倦盗汗，脉细数等。

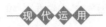

现代运用

本方常用于治疗结核病的潮热、原因不明的长期低热等，还可用于治疗阴虚盗汗、手术后虚热等。

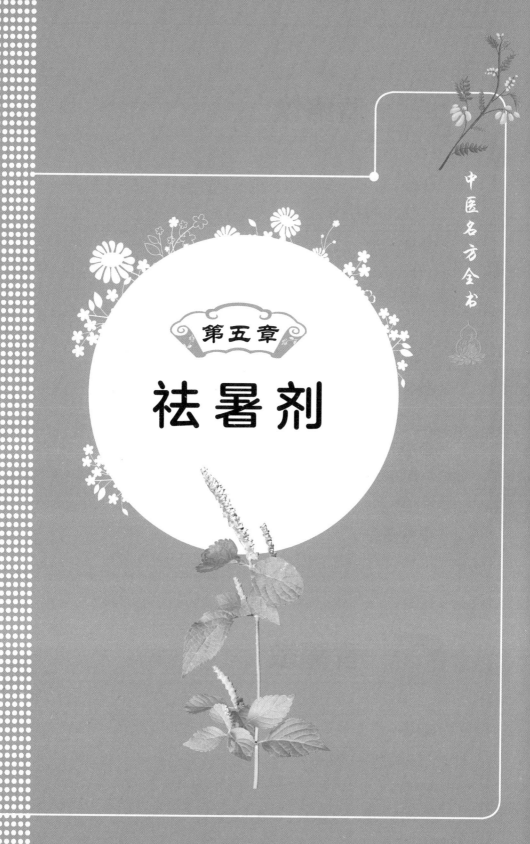

第五章

祛暑剂

清络饮

《温病条辨》

鲜荷叶边、鲜金银花、丝瓜皮、西瓜翠衣、鲜竹叶心各二钱，鲜扁豆花一枝。

水二杯，煎取一杯，日二服。

祛暑清热。

暑伤肺经气分之轻证。身热口渴不甚，头目不清，昏眩微胀，舌淡红，苔薄白等。

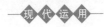

本方常用于治疗类风湿关节炎、慢性乙肝肝纤维化等。

香薷散

《太平惠民和剂局方》

香薷一斤，炒白扁豆、姜厚朴各半斤。

用法

上为细末，每服三钱，水一盏，入酒一分，煎七分，去滓，水中沉冷。连吃二服，不拘时候。

功效

祛暑解表，除湿和中。

主治

阴暑。寒热无汗，头重身痛，胸脘痞闷，腹痛吐泻，苔白腻，脉浮等。

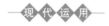

现代运用

本方常用于治疗夏季感冒、急性胃肠炎、痘疹性咽炎等。

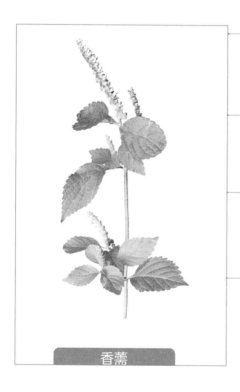

香薷

入药部位

植物的干燥地上部分。

性味归经

味辛，性微温。归肺、胃经。

功效

发汗解表，和中利湿。

主治

暑湿感冒，恶寒发热，头痛无汗，腹痛吐泻，小便不利。

第五章　祛暑剂

新加香薷饮

《温病条辨》

香薷、厚朴、连翘各二钱，金银花、鲜扁豆花各三钱。

水五杯，煮取二杯，先服一杯，得汗止后服，不汗再服，服尽不汗，再作服。

祛暑解表，清热化湿。

暑温夹湿，复感于寒证。寒热无汗，口渴面赤，头痛胸闷，舌苔白腻，脉浮数等。

—— 现 代 运 用 ——

本方常用于治疗中暑、夏季感冒等。

清暑益气汤

《温热经纬》

西洋参、石斛、麦冬、黄连、淡竹叶、荷梗、知母、甘草、粳米、西瓜翠衣。（原书未注用量）

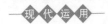

用法

水煎服。

 功效

清暑益气，养阴生津。

 主治

暑热耗伤气阴之证。身热汗多，心烦口渴，体倦少气，小便短赤，脉虚数等。

现代运用

本方常用于治疗中暑、小儿夏季热等。

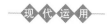 # 桂苓甘露散

 来源

《宣明论方》

配方

滑石四两，泽泻、茯苓各一两，猪苓、白术各半两，官桂、炙甘草、石膏、寒水石各二两。

 用法

上药为末，每服三钱，温汤调下，新汲水亦得，生姜汤尤良。小儿每服一钱，用如上法。

 功效

清暑解热，化气利湿。

 主治

暑湿俱盛，证情较重。发热头痛，烦渴引饮，小便不利等。

本方常用于治疗中暑、尿路感染等。

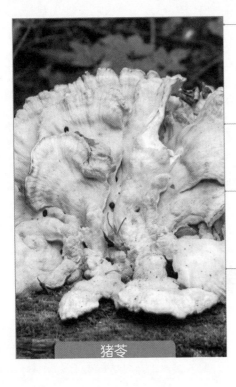

猪苓

入药部位

真菌的菌核。

性味归经

味甘、淡，性平。归肾、膀胱经。

功效

利尿渗湿。

主治

小便不利，水肿，泄泻，淋浊，带下等。

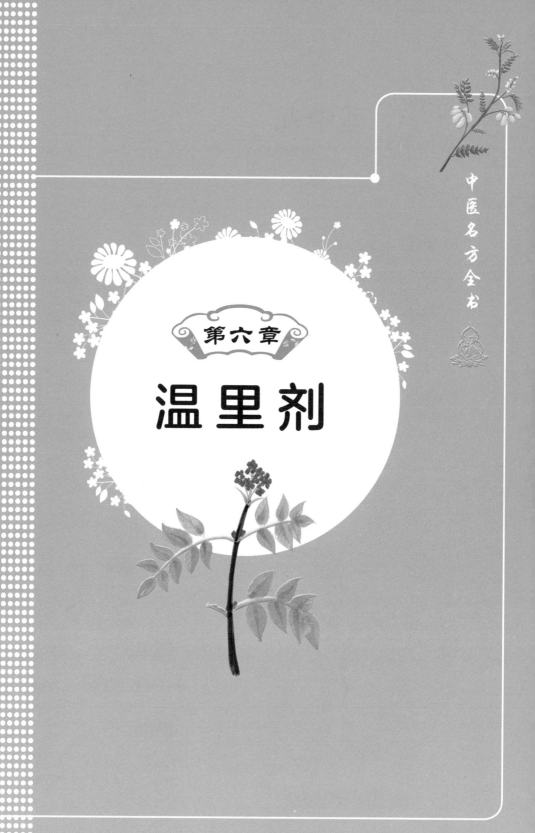

第六章

温里剂

理中丸

来源

《伤寒论》

配方

人参、干姜、甘草（炙）、白术各三两。

用法

上四味，捣筛，蜜和为丸，如鸡子黄许大。以沸汤数合，和一丸，研碎，温服，日三服，夜二服。腹中未热，可益至三四丸。

功效

温中祛寒，补气健脾。

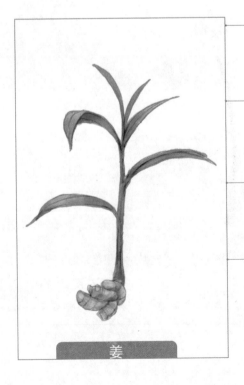

姜

入药部位

植物的干燥根茎。

性味归经

味辛，性热。归脾、胃、心、肾、肺经。

功效

温中散寒，回阳通脉，燥湿消痰。

主治

腹冷痛，痰饮喘咳，风湿痛，腰腿痛，急性菌痢，蛔虫病肠梗阻，慢性消化不良等。

主治

中焦虚寒证。脘腹疼痛，腹满食少，吐利冷痛，舌淡苔白，脉沉等，兼变证有失血、小儿慢惊、病后多唾、霍乱、胸痹等。

现代运用

本方常用于治疗慢性胃肠炎、胃及十二指肠溃疡、胃下垂、胃痉挛、胃扩张、慢性结肠炎等。

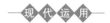# 大建中汤

来源

《金匮要略》

配方

蜀椒二合，干姜四两，人参二两。

用法

上三味，以水四升，煮取二升，去滓，内胶饴一升，微火煮取一升半，分温再服，如一炊顷，可饮粥二升，后更服，当一日食糜，温覆之。

功效

温中补虚，降逆止痛。

主治

中阳衰弱，阴寒内盛证。脘腹剧痛，手足厥冷，呕不能食，舌淡苔白，脉细紧等。

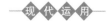现代运用

本方常用于治疗小儿功能性便秘、胃溃疡、粘连性肠梗阻、胃肠痉挛、急性胃炎、疝气绞痛、消化性溃疡等。

小建中汤

来源

《伤寒论》

配方

桂枝（去皮）、生姜（切）各三两，芍药六两，炙甘草二两，大枣（擘）十二枚，胶饴一升。

用法

上六味，以水七升，先煮五味，取三升，去滓，内胶饴，更上微火消解，温服一升，日三服。

功效

温中补虚，和里缓急。

主治

中焦虚寒，肝脾不和证。虚劳里急，腹中时痛，喜温喜按，按之则痛减，舌淡苔白，脉细弦，或心中悸动，虚烦不宁，面色无华，或手足烦热，四肢酸痛，咽干口燥。

现代运用

本方常用于治疗胃及十二指肠溃疡、消化性溃疡、慢性胃炎、慢性肝炎、神经衰弱、再生障碍性贫血、功能性发热、小儿肠系膜淋巴结炎等。

吴茱萸汤

来源

《伤寒论》

— 配 方 —

吴茱萸一升，人参三两，生姜六两（切），大枣十二枚（擘）。

— 用 法 —

上四味，以水七升，煮取二升，去滓，温服七合，日三服。

— 功 效 —

温中补虚，降逆止呕。

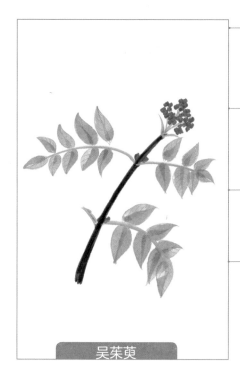

吴茱萸

入药部位

植物的近成熟果实。

性味归经

味辛、苦，性热。有小毒。归肝、脾、胃、肾经。

功效

散寒止痛，降逆止呕，助阳止泻。

主治

瘀血阻滞之痛经，寒湿脚气肿痛，脘腹冷痛，呕吐，脾肾阳虚之五更泄泻等。

— 主 治 —

肝胃虚寒，浊阴上逆证。食谷欲呕，胸膈满闷，畏寒喜热，胃脘疼痛，吞酸嘈杂，或厥阴头痛，干呕，吐涎沫，或少阴吐利，手足逆冷，烦躁欲死，舌淡苔白滑，脉沉弦或迟等。

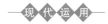

— 现 代 运 用 —

本方常用于治疗神经性呕吐、妊娠呕吐、慢性胃炎、神经性头痛、耳源性眩晕等。

四逆汤

来源

《伤寒论》

配方

生附子一枚，干姜一两半，炙甘草二两。

用法

上三味，以水三升，煮取一升二合，去滓，分温再服。强人可加大附子一枚，干姜三两。

功效

回阳救逆。

主治

①少阴病。四肢厥逆，吐利腹痛，神疲欲寐，舌苔白滑，脉沉微细等。

②亡阳证。大汗淋漓，四肢厥冷，气息微弱，脉微欲绝等。

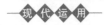**现代运用**

本方常用于治疗心力衰竭、心肌梗死、急慢性胃肠炎吐泻失水，或某些急证见大汗出而休克等。

参附汤

来源

《正体类要》

中医名方全书

配方

人参半两，附子一两。

用法

上药㕮咀，分作三服，水二盏，加生姜十片，煎至八分，去滓，食前温服。

功效

回阳益气，固脱。

主治

元气大亏，阳气暴脱证。四肢厥逆，冷汗淋漓，呼吸微弱，脉微欲绝。

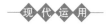

现代运用

本方常用于治疗抢救休克、慢性心力衰竭合并低血压、病态窦房结综合征、新生儿硬肿症、婴幼儿哮喘等。

回阳救急汤

来源

《伤寒六书》

配方

熟附子、干姜、人参、甘草（炙）、白术（炒）、肉桂、陈皮、五味子、茯苓、半夏（制）。

用法

水二盅，姜三片，煎之，临服入麝香三厘调服。中病以手足温和即止，不得多服。

功效

回阳救急，益气生脉。

主治

寒邪直中三阴,真阳衰微证。四肢厥冷,神衰欲寐,吐泻腹痛,口不渴,舌淡苔白,脉沉微等。

现代运用

本方常用于治疗急性胃肠炎吐泻过多、休克、心力衰竭等。

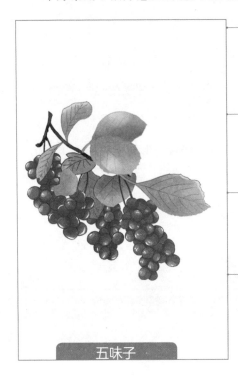

五味子

入药部位

植物的干燥成熟果实。

性味归经

味酸、甘,性温。归肺、心、肾经。

功效

收敛固涩,益气生津,补肾宁心。

主治

梦遗滑精,遗尿尿频,久泻不止,津伤口渴,内热消渴,心悸失眠等。

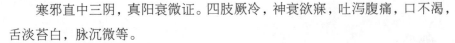

通脉四逆加猪胆汁汤

来源

《伤寒论》

配方

生附子大者一枚,干姜三两,炙甘草二两,猪胆汁半合。

用法

上四味，以水三升，煮取一升二合，去滓，内猪胆汁，分温再服，其脉即来。无猪胆，以羊胆代之。

功效

破阴回阳，滋阴敛阳，引阳入阴。

主治

少阴病，阴盛格阳，阴阳虚极欲脱之危象。呕利已止，仍汗出肢厥、脉微欲绝者。

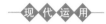
现代运用

本方常用于治疗风湿性心脏病、肺源性心脏病之心力衰竭、休克、急性心肌梗死合并完全性右束支传导阻滞、病态窦房结综合征等。也可辅助治疗急慢性胃肠炎、慢性咽炎等。

当归四逆汤

来源

《伤寒论》

配方

当归、桂枝、芍药、细辛各三两，炙甘草、通草各二两，大枣二十五枚（擘）。

用法

上七味，以水八升，煮取三升，去滓，温服一升，日三服。

功效

温经散寒，养血通脉。

血虚寒厥证。手足厥寒，或肢体疼痛，口不渴，舌淡苔白，脉沉细或细欲绝等。

本方常用于治疗肩周炎、风湿性关节炎、冻疮、雷诺病或雷诺现象、血栓闭塞性脉管炎、小儿下肢麻痹及妇女痛经等。

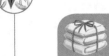 # 黄芪桂枝五物汤

《金匮要略》

黄芪、桂枝、芍药各三两，大枣十二枚，生姜六两。

上五味，以水六升，煮取二升，温服七合，日三服。

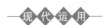

益气温经，和血通痹。

血痹。肌肤麻木不仁，如风痹状，脉微涩而紧等。

本方常用于治疗糖尿病周围神经病变、颈椎病、奥沙利铂所致周围神经毒性、IgA 肾病及皮肤瘙痒等。

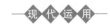

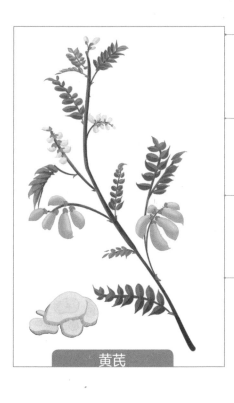

入药部位

植物的根。

性味归经

味甘，性微温。归脾、肺经。

功效

补气固表，利尿，托毒排脓，生肌。

主治

气短心悸，盗汗，体虚浮肿，痈疽难溃，小儿支气管哮喘，慢性肾炎和病毒性心肌炎等。

黄芪

白通汤

来　源

《伤寒论》

配　方

生附子一枚，干姜一两，葱白四茎。

用　法

上三味，以水三升，煮取一升，去滓，分温再服。

功　效

破阴回阳，宣通上下。

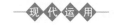

少阴病阴盛戴阳证。手足厥逆，下利，面赤，脉微等。

本方常用于治疗心力衰竭、心律失常、休克、心动过缓等。也可辅助治疗尿毒症、眼科之前房积液、雷诺现象等。

白通加猪胆汁汤

《伤寒论》

生附子一枚，干姜一两，葱白四茎，猪胆汁一合，人尿五合。

上五味，以水三升，先煮三物，取一升，去滓，内人尿、猪胆汁，和令相得，分温再服。若无胆，亦可用。

通阳复脉，滋阴和阳。

少阴病阴盛戴阳证。下利不止，厥逆无脉，干呕而烦者。

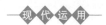

本方常用于治疗心力衰竭、心律失常、休克、心动过缓等。也可辅助治疗慢性胃肠炎、霍乱、肝性脑病、肠伤寒等。

中医名方全书

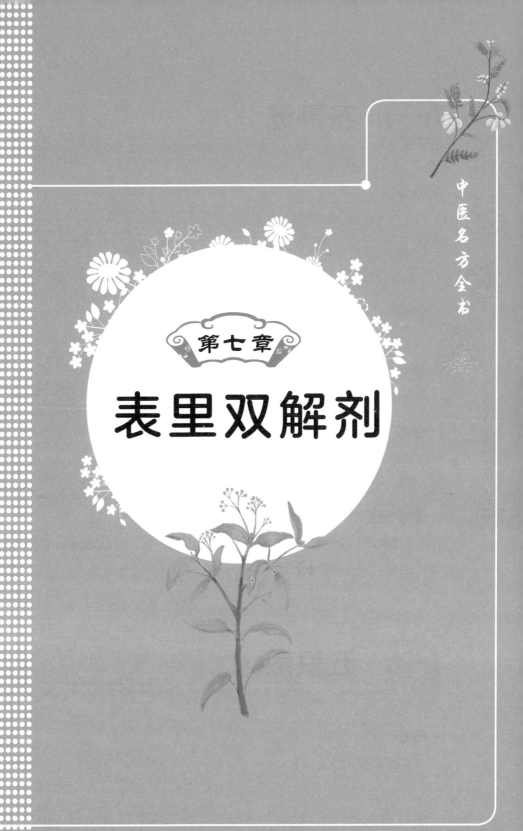

第七章

表里双解剂

石膏汤

《外台秘要》引《深师方》

石膏、黄连、黄柏、黄芩各二两，香豉一升，栀子十枚，麻黄三两。

上七味切，以水二升，煮取六合，一日分三次服。

清热泻火，发汗解表。

外感表证未解，三焦里热炽盛证。壮热无汗，身体拘急，面赤目赤，鼻干口渴，烦躁不眠，神昏谵语，鼻衄，脉滑数等。

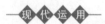

本方常用于治疗斑疹伤寒（火热炽盛型）、大叶性肺炎（痰热壅肺型）、肺源性心脏病（痰热壅肺型）等。

五积散

《仙授理伤续断秘方》

中医名方全书

苍术、桔梗各二十两，枳壳、陈皮、麻黄各六两，厚朴、干姜各四两，芍药、白芷、川芎、川归、甘草、肉桂、茯苓、半夏各三两。

上药研粗末，水煎，加生姜，热服。

发表温里，理气活血，化痰消积。

外感风寒，内伤生冷证。头身疼痛，肩背拘急，胸腹痞闷，呕吐恶食，以及妇女血气不调，心腹疼痛等。

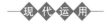

本方常用于治疗咳喘、腰痛、胃痛、坐骨神经痛、痛经等。

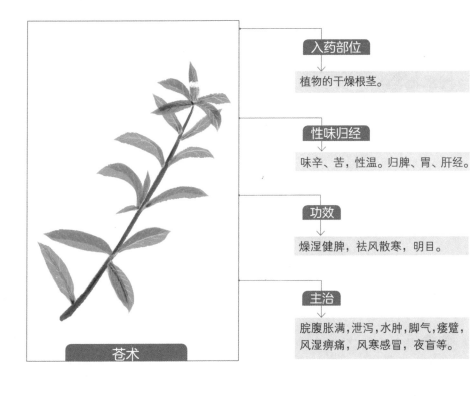

苍术

入药部位
植物的干燥根茎。

性味归经
味辛、苦，性温。归脾、胃、肝经。

功效
燥湿健脾，祛风散寒，明目。

主治
脘腹胀满，泄泻，水肿，脚气，痿躄，风湿痹痛，风寒感冒，夜盲等。

葛根黄芩黄连汤

来源

《伤寒论》

配方

葛根半斤，黄芩、黄连各三两，炙甘草二两。

用法

上四味，以水八升，先煮葛根，减二升，内诸药，煮取二升，去滓，分二次温服。

功效

解表清里。

主治

表邪未解，邪热入里证。身热，下利臭秽，胸脘烦热，口干作渴，舌红苔黄，脉数等。

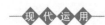

现代运用

本方常用于治疗胃肠型感冒、急性肠炎、肠伤寒、细菌性痢疾等。

防风通圣散

来源

《宣明论方》

配方

滑石三两，甘草二两，石膏、黄芩、桔梗各一两，防风、川芎、当归、芍药、大黄、薄荷叶、麻黄、连翘、芒硝各半两，荆芥、白术、栀子各一分。

用法

上为末，每服二钱，水一大盏，加生姜三片，煎至六分，温服。

功效

疏风解表，清热泻下。

主治

风热壅盛，表里俱实证。憎寒壮热，头目昏眩，口苦舌干，胸膈痞闷，大便秘结，小便赤涩，舌苔黄腻，脉数有力等。

现代运用

本方常用于治疗感冒、偏头痛、高血压、肥胖症、荨麻疹、老年性瘙痒、习惯性便秘、急性结膜炎等。

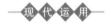

疏凿饮子

来源

《严氏济生方》

配方

泽泻、炒赤小豆、商陆、羌活、大腹皮、椒目、木通、秦艽、槟榔、茯苓皮各等份。

用法

上㕮咀，每服四钱，水一盏半，加生姜五片，煎至七分，去滓温服，不拘时候。

功效

逐水利尿，疏风发表。

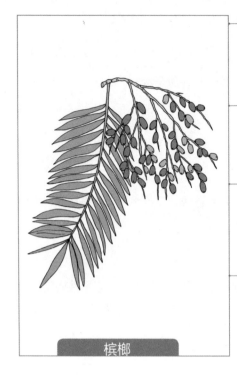

入药部位

植物的干燥成熟种子。

性味归经

味苦、辛，性温。归胃、大肠经。

功效

杀虫，消积，行气，利水，截疟。

主治

绦虫病，蛔虫病，虫积腹痛，水肿脚气，疟疾等。

槟榔

—主治—

水湿壅盛证。遍身肿满，气喘，烦躁口渴，二便不利，脉沉迟等。

—现代运用—

本方常用于治疗痛风性关节炎、恶性腹腔积液、原发性肾病综合征等。

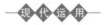

桂枝人参汤

—来源—

《伤寒论》

—配方—

桂枝（别切）、炙甘草各四两，白术、人参、干姜各三两。

用法

上五味，以水九升，先煮四味，取五升，内桂枝，更煮取三升，去滓，温服一升，日再，夜一服。

功效

温阳健脾，解表散寒。

主治

脾胃虚寒，复感风寒表证。恶寒发热，头身疼痛，腹痛下利，便溏，口不渴，舌淡苔白滑，脉浮虚等。

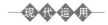
现代运用

本方常用于治疗感冒、流行性感冒、胃溃疡、急慢性胃肠炎等。

厚朴七物汤

来源

《金匮要略》

配方

厚朴半斤，甘草、大黄各三两，大枣十枚，枳实五枚，桂枝二两，生姜五两。

用法

上七味，以水一斗，煮取四升，温服八合，日三服。呕者加半夏五合，下利者去大黄，寒多者加生姜至半斤。

功效

解肌散寒，和胃泻肠。

主治

①太阳中风证与阳明热证相兼。腹痛，腹满，发热，恶风寒，大便硬或不大

111

便，脉浮数等。

②阳明肠胃寒证。腹满，腹痛，且以胀为主，大便不畅，舌淡，脉沉等。

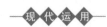

本方常用于治疗肠胃型感冒、肠痉挛、胃痉挛、痔疮、慢性结肠炎、慢性胃肠炎或溃疡，以及老年人习惯性便秘等。

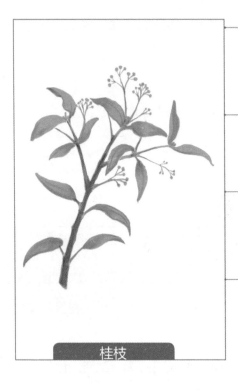

桂枝

入药部位

植物的干燥嫩枝。

性味归经

味辛、甘，性温。归心、肺、膀胱经。

功效

发汗解表，温经通阳。

主治

关节疼痛，水肿，胸痹，心悸，痛经等。

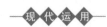现代运用

中医名方全书

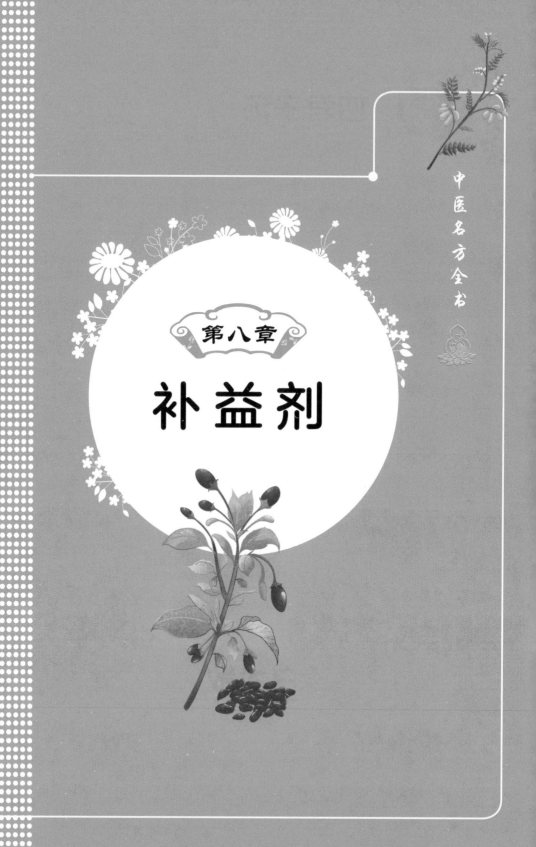

第八章

补益剂

四君子汤

《太平惠民和剂局方》

人参、白术、茯苓、炙甘草各等份。

上为细末。每服二钱，水一盏，煎至七分，通口服，不拘时候，入盐少许，白汤点亦得。

益气健脾。

脾胃气虚证。面色萎白，气短乏力，语声低微，食少便溏，舌淡苔白，脉虚弱等。

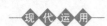

本方常用于治疗慢性胃炎、胃及十二指肠溃疡，也用于治疗冠心病、妊娠胎动不安、小儿低热等。

参苓白术散

《太平惠民和剂局方》

人参、白茯苓、白术、山药、炒甘草各二斤，炒白扁豆一斤半，莲子肉、薏苡仁、缩砂仁、炒桔梗各一斤。

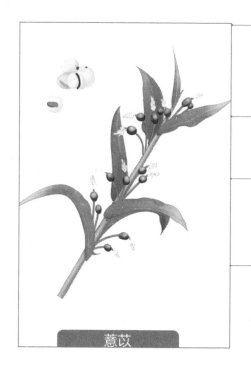

薏苡

入药部位

植物的成熟种仁。

性味归经

味甘、淡，性微寒。归脾、胃、肺经。

功效

利水渗湿，健脾止泻，祛湿除痹，清热排脓。

主治

小便不利，水肿，脚气，风湿痹痛，肺痈，肠痈等。

用 法

上药共为细末，每服二钱，汤调下，小儿用量按岁数加减服之。

功 效

益气健脾，祛湿理气。

主 治

脾虚夹湿证。面色萎黄，四肢乏力，饮食不化，胸脘痞闷，肠鸣泄泻，舌苔白腻，脉虚缓等。

现 代 运 用

本方常用于治疗慢性胃肠炎、贫血、肺结核、慢性支气管炎、慢性肾炎、妇女带下清稀量多等。

生脉散

《医学启源》

人参、麦冬各五分，五味子七粒。

长流水煎，不拘时服。

益气生津，敛阴止汗。

—主 治—

①气阴两虚证。干咳少痰，短气自汗，口干舌燥，脉虚细等。

②暑热耗气伤阴证。汗多神疲，气短懒言，咽干口渴，脉虚数等。

—现 代 运 用—

本方常用于治疗冠心病心绞痛、急性心肌梗死、肺结核、慢性支气管炎等。

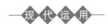

补中益气汤

《内外伤辨惑论》

黄芪(病甚、劳役热甚者)一钱，炙甘草五分，人参、白术各三分，橘皮、升麻、柴胡各二分或三分，酒当归二分。

用法

上药㕮咀，都作一服，以水二盏，煎至一盏，去滓，食远稍热服。

功效

补中益气，升阳举陷。

主治

①脾虚气虚证。饮食减少，体倦肢软，少气懒言，大便稀溏，舌淡，脉大而虚软等。

②气虚发热证。身热，自汗，渴喜热饮，气短乏力，舌淡，脉虚等。

现代运用

本方常用于治疗中气不足、原因不明的低热、慢性肝炎、原发性低血压等。此外，对于肌弛缓性疾病，如内脏下垂、脱肛、重症肌无力等也有很好的疗效。

四物汤

来源

《仙授理伤续断秘方》

配方

当归、川芎、白芍、地黄各等份。

用法

上为粗末，每服三钱，以水一盏半，煎至八分，去滓，空腹时热服。

功效

补血调血。

主治

营血虚滞证。面色无华，头晕目眩，心悸失眠，妇人月经不调，量少或经闭不行，脐腹作痛，舌淡，脉细弦或细涩等。

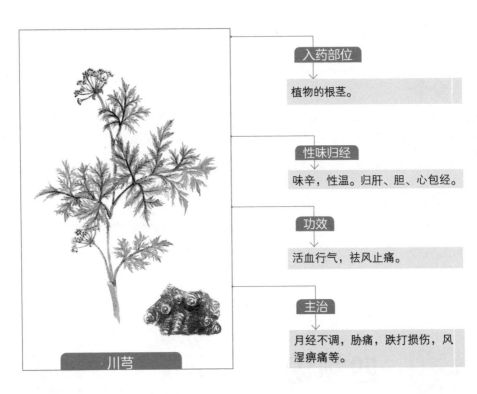

入药部位

植物的根茎。

性味归经

味辛，性温。归肝、胆、心包经。

功效

活血行气，祛风止痛。

主治

月经不调，胁痛，跌打损伤，风湿痹痛等。

川芎

现代运用

本方常用于治疗妇女月经不调、胎产疾病等，还用于治疗贫血、荨麻疹、骨伤科疾病、神经性头痛等。

当归补血汤

来源

《内外伤辨惑论》

配 方

黄芪一两，当归二钱。

用 法

以水二盏，煎至一盏，去滓，空腹时温服。

功 效

补气生血。

主 治

血虚阳浮发热证。肌热面赤，烦渴欲饮，脉洪大而虚、重按无力等。此外对妇人经期、产后血虚发热头痛，或疮疡溃后久不愈合，也有很好的疗效。

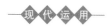

现 代 运 用

本方常用于治疗妇人经期、产后血虚发热，以及各种贫血、过敏性紫癜等。

 # 归脾汤

来 源

《正体类要》

配 方

当归、人参、白术、白茯苓、炒黄芪、远志、龙眼肉、炒酸枣仁各一钱，木香五分，炙甘草三分。

用 法

加生姜、大枣，水煎服。

功 效

益气补血，健脾养心。

─ 主 治 ─

①心脾气血两虚证。心悸怔忡，健忘失眠，盗汗虚热，体倦食少等。

②脾不统血证。便血，皮下紫癜，崩漏，月经超前，量多色淡等。

─ 现 代 运 用 ─

本方常用于治疗神经衰弱、冠心病、胃及十二指肠溃疡出血、功能性子宫出血、再生障碍性贫血等。

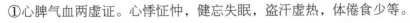

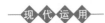 # 八珍汤

─ 来 源 ─

《瑞竹堂经验方》

─ 配 方 ─

人参、白术、白茯苓、当归、川芎、白芍、熟地黄、炙甘草各一两。

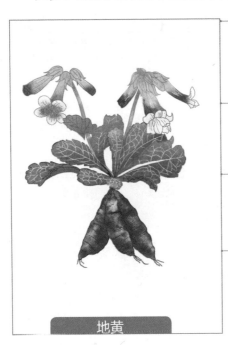

入药部位
植物的根。

性味归经
味甘、苦，性寒。归心、肝、肾经。

功效
清热凉血，养阴生津。

主治
热病心烦，血热吐衄，热病伤阴，消渴多饮等。

地黄

用法

上哎咀，每服三钱，水一盏半，加生姜五片，大枣一枚，煎至七分，去滓，不拘时候，通口服。

功效

益气补血。

主治

气血两虚证。面色苍白或萎黄，心悸怔忡，四肢倦怠，饮食减少，舌淡苔薄白，脉细弱或虚大无力等。

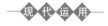

现代运用

本方常用于治疗病后虚弱，以及慢性疲劳综合征等各种慢性病，还可用于治疗妇女功能性子宫出血、月经不调等。

炙甘草汤

来源

《伤寒论》

配方

生地黄一斤，炙甘草四两，生姜（切）、桂枝（去皮）各三两，人参、阿胶各二两，麦冬（去心）、麻仁各半升，大枣（擘）三十枚。

用法

上九味，以清酒七升，水八升，先煮八味，取三升，去滓，内阿胶烊消尽，温服一升，日三服。

功效

滋阴养血，益气温阳。

①阴血不足证。脉结代，心动悸，虚羸少气，舌光少苔或质干而瘦小等。

②虚劳肺痿证。咳嗽，涎唾多，形瘦短气，虚烦不眠，自汗盗汗等。

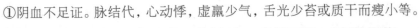

本方常用于治疗功能性心律失常、冠心病、风湿性心脏病、病毒性心肌炎、甲状腺功能亢进等。

泰山磐石散

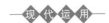

《古今医统大全》

当归、白术各二钱，黄芩、续断、人参、黄芪各一钱，川芎、白芍、熟地黄各八分，砂仁、炙甘草各五分，糯米一撮。

以水一盏半，煎七分，食远服。但觉有孕，三五日常用一服，四月之后方无虑也。

益气健脾，养血安胎。

气血虚弱胎元不固证。胎动不安，或屡有堕胎宿疾，面色萎白，倦怠乏力，不思饮食，舌淡苔薄白，脉滑无力等。

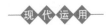

本方常用于治疗习惯性流产、先兆流产等。

六味地黄丸

 —来源—

《小儿药证直诀》

 —配方—

熟地黄八钱，山茱萸、干山药各四钱，泽泻、牡丹皮、茯苓各三钱。

 —用法—

上为末，炼蜜为丸，如梧桐子大。空心温水化下三丸。

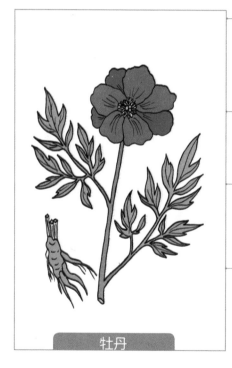

牡丹

入药部位

植物的根皮。

性味归经

味苦、辛，性微寒。归心、肝、胃经。

功效

清热凉血，活血散瘀，退蒸。

主治

阴虚内热，无汗骨蒸，跌打损伤，肠痈腹痛等。

 —功效—

滋补肝肾。

主治

肝肾阴虚证。腰膝酸软，头晕目眩，耳鸣耳聋，盗汗，遗精，舌红少苔，脉沉细数等。

现代运用

本方常用于治疗糖尿病、高血压病、慢性肾炎、神经衰弱、肺结核、甲状腺功能亢进、白内障、更年期综合征等。

左归丸

来源

《景岳全书》

配方

大怀熟地黄八两，炒山药、枸杞子、山茱萸、鹿角胶（敲碎炒珠）、龟甲胶（切碎炒珠）、菟丝子（制）各四两，川牛膝（酒洗蒸熟）三两。

用法

上八味，先将熟地黄蒸烂，杵膏，炼蜜为丸，如梧桐子大。每服百余丸，食前用滚汤或淡盐汤送下。

功效

滋阴补肾，填精益髓。

主治

真阴不足证。头晕目眩，腰酸腿软，口燥舌干，自汗盗汗，遗精滑泄，舌红少苔，脉细等。

现代运用

本方常用于治疗更年期综合征、老年骨质疏松症、老年性痴呆、闭经、月经量少等。

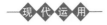

一贯煎

 —来源—

《续名医类案》

 —配方—

北沙参、麦冬、当归各三钱,生地黄六钱至一两五钱,枸杞子三钱至六钱,川楝子一钱半。（原书未著用量,据《方剂学》补）

 —用法—

水煎服。

 —功效—

滋阴疏肝。

 —主治—

肝肾阴虚,肝气郁滞证。吞酸口苦,咽干口燥,舌红少津,胸脘疼痛,脉细弱或虚弦等。此外,还可治疗疝气瘕聚。

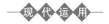 —现代运用—

本方常用于治疗肺结核、糖尿病、高血压,以及慢性肝炎、慢性胃炎、胃及十二指肠溃疡、肋间神经痛等。

 大补阴丸

 —来源—

《丹溪心法》

熟地黄（酒蒸）、龟甲（酥炙）各六两，黄柏（炒）、知母（酒浸炒）各四两。

上四味，研为细末，猪脊髓适量蒸熟，捣为泥状，炼蜜为丸，淡盐开水送服；或做汤剂，用量按比例酌定。

滋阴降火。

阴虚火旺证。骨蒸潮热，心烦易怒，咳嗽咯血，盗汗遗精，舌红少苔，尺脉数而有力等。

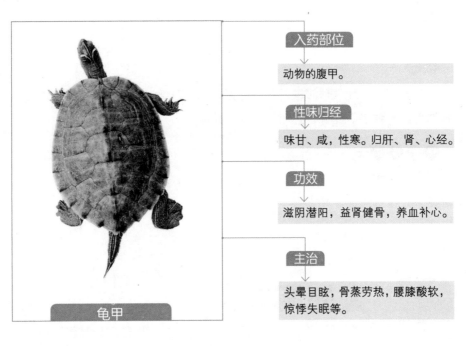

入药部位

动物的腹甲。

性味归经

味甘、咸，性寒。归肝、肾、心经。

功效

滋阴潜阳，益肾健骨，养血补心。

主治

头晕目眩，骨蒸劳热，腰膝酸软，惊悸失眠等。

龟甲

本方常用于治疗甲状腺功能亢进、肺结核、肾结核、骨结核、糖尿病等。

中医名方全书

保元汤

来源

《博爱心鉴》

配方

黄芪三钱，人参、炙甘草各一钱，肉桂五分（原书未著用量，今据《景岳全书》补）。

用法

上药以水一盏，加生姜一片，煎至半盏，不拘时服。

功效

益气温阳。

主治

小儿痘疮，阳虚顶陷；虚损劳怯，倦怠乏力，元气不足，少气畏寒；血虚浆清，不能发起灌浆者。

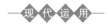
现代运用

本方常用于治疗哮喘、痘疹虚陷、过敏性紫癜、崩漏、疮疡经久不愈，以及慢性肝炎、慢性肾炎、慢性肾功能衰竭等。

虎潜丸

来源

《丹溪心法》

配方

酒炒黄柏半斤，酒炙龟甲四两，酒炒知母二两，熟地黄、陈皮、白芍各二两，锁阳一两半，炙虎骨一两，干姜半两。

用法

上药为末，酒糊丸或粥糊丸，每服一丸，日二服，空腹淡盐汤或开水送下。

功效

滋阴降火，强壮筋骨。

主治

肝肾不足，阴虚内热证。筋骨痿弱，腰膝酸软，腿足消瘦，步履乏力，舌红少苔，脉细弱等。

现代运用

本方常用于治疗骨关节炎、骨质疏松、腰椎间盘突出症、强直性脊柱炎、类风湿关节炎、膝关节结核、进行性肌萎缩、神经根型颈椎病、下肢慢性骨髓炎所致筋骨痿软等。

右归丸

来源

《景岳全书》

配方

熟地黄八两，山药、枸杞子、鹿角胶（炒珠）、菟丝子、杜仲（姜炒）各四两，当归（便溏勿用）、山茱萸（微炒）各三两，肉桂二两渐可加至四两，制附子自二两渐可加至五六两。

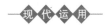

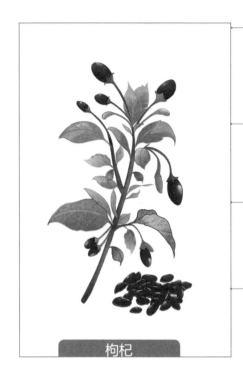

入药部位

植物的成熟果实。

性味归经

味甘，性平。归肝、肾、肺经。

功效

滋补肝肾，明目，润肺。

主治

眩晕目暗,遗精,消渴,阴虚劳嗽等。

枸杞

— 用 法 —

先将熟地黄蒸烂杵膏，加余药炼蜜为丸，如梧桐子大。每服百余丸，食前用滚汤或淡盐汤送下；或丸如弹子大，每嚼服二三丸，以滚白汤送下。

— 功 效 —

温补肾阳，填精益髓。

— 主 治 —

肾阳不足，命门火衰证。气衰神疲，腰膝软弱，畏寒肢冷，阳痿遗精，或阳衰无子，舌淡苔白，脉沉迟等。

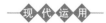

— 现 代 运 用 —

本方常用于治疗老年骨质疏松症、肾病综合征、精少不育，以及贫血、白细胞减少症等。

赞育丹

《景岳全书》

熟地黄、白术（用冬术）各八两，当归、枸杞子各六两，杜仲、仙茅、巴戟肉、山茱萸、淫羊藿、肉苁蓉、韭子各四两，蛇床子、附子（制）、肉桂各二两。

上药共研细末，炼蜜为丸。每日服一至二次，温开水送服。亦可用饮片做汤剂，水煎服。

补肾壮阳。

阳痿精衰，虚寒不育，舌淡苔白，脉沉迟等。

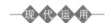

本方常用于治疗更年期综合征、女性不孕症、月经失调、男性性功能障碍症、男性不育症、席汉综合征等。

肾气丸

《金匮要略》

配方

干地黄八两，薯蓣、山茱萸各四两，泽泻、茯苓、牡丹皮各三两，桂枝、附子（炮）各一两。

用法

上八味末之，炼蜜和丸，如梧桐子大，酒下十五丸，加至二十五丸，日再服。

功效

补肾助阳。

主治

肾阳不足证。腰痛脚软，下身常有冷感，少腹拘急，小便不利或小便反多，入夜尤甚，阳痿早泄，舌淡而胖，脉虚弱等。

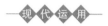

现代运用

本方常用于治疗糖尿病、甲状腺功能低下、性神经衰弱、慢性肾炎、慢性支气管炎、支气管哮喘、更年期综合征等。

龟鹿二仙胶

来源

《医便》

配方

鹿角（净用）十斤，龟板（去弦）五斤，人参十五两，枸杞子三十两。

用法

上前三味袋盛，放长流水内浸三日，用铅坛一只，如无铅坛，底下放铅一大片亦可。将龟板放入坛内，用水浸，高三五寸，黄蜡三两封口，放大锅内，桑柴火煮七昼夜。煮时坛内一日添热水一次，勿令沸起，锅内一日夜添水五次，候角酥取出，洗，滤净去滓。其滓即鹿角霜、龟甲霜也。

将清汁另放。另将人参、枸杞子用铜锅以水三十六碗，熬至药面无水，以新布绞取清汁，将滓置石臼水捶捣细，用水二十四碗又熬如前；又滤又捣又熬，如此三次，以滓无味为度。将前龟、鹿汁并参、杞汁和入锅内，文火熬至滴水成珠不散，乃成胶也。每服初起一钱五分，十日加五分，加至三钱止，空心酒化下，常服乃可。

滋阴填精，益气壮阳。

真元虚损，精血不足证。全身瘦削，两眼昏花，腰膝酸软，阳痿遗精，久不孕育等。

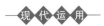

本方常用于治疗内分泌障碍引起的发育不良、神经衰弱、重症贫血、性功能减退等，对骨质疏松症等也有很好的疗效。

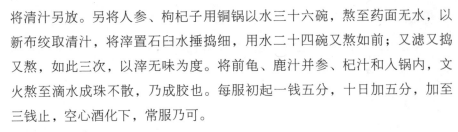

人参养荣汤

《三因极一病证方论》，原名养荣汤

黄芪、当归、桂心、甘草、橘皮、白术、人参各一两，白芍三两，熟地黄、五味子、茯苓各三分，远志半两。

上锉为散，每服四大钱，用水一盏半，加生姜三片，大枣二枚，煎至七分，去滓，空腹服。亦可做汤剂，水煎服，用量酌减。

益气补血，养心安神。

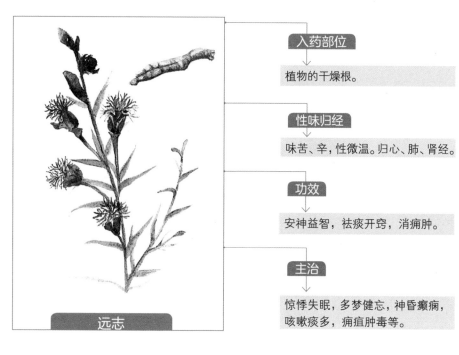

入药部位

植物的干燥根。

性味归经

味苦、辛，性微温。归心、肺、肾经。

功效

安神益智，祛痰开窍，消痈肿。

主治

惊悸失眠，多梦健忘，神昏癫痫，咳嗽痰多，痈疽肿毒等。

远志

 主 治

心脾气血两虚证。惊悸健忘，夜寐不安，倦怠无力，食少无味，咽干唇燥，形体消瘦，或疮疡溃后气血不足，寒热不退，舌淡苔薄白，脉弱等。

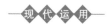 现 代 运 用

本方常用于治疗恶性肿瘤放化疗后毒副反应、贫血、低血压、慢性肝炎等。

 薯蓣丸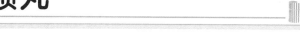

 来 源

《金匮要略》

 配 方

薯蓣三十分，甘草二十八分，当归、桂枝、干地黄、神曲、豆黄卷各十分，人参、阿胶各七分，川芎、麦冬、芍药、白术、防风、杏仁各六分，柴胡、

桔梗、茯苓各五分，干姜三分，白敛二分，大枣百枚（为膏）。

用法

上二十一味，末之，炼蜜和丸，如弹子大，空腹酒服一丸，一百丸为剂。

功效

调理脾胃，益气和营。

主治

虚劳，气血俱虚，外兼风邪。头晕目眩，心悸气短，不思饮食，倦怠乏力，形体消瘦，微有寒热，肢体沉重，骨节酸痛等。

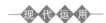

现代运用

本方常用于治疗各种慢性虚损性疾病，如肺结核、正气虚衰反复患病或体质瘦弱，以及用于癌症术后，化疗、放疗后调理等。

玉屏风散

来源

《究原方》，引自《医方类聚》

配方

炙黄芪、白术各二两，防风一两。

用法

以水一盏半，加大枣一枚；煎至七分，去滓，食后热服。

功效

益气，固表，止汗。

主治

表虚自汗。面色苍白，汗出恶风，舌淡苔薄白，脉浮虚等。

现代运用

本方常用于治疗过敏性鼻炎、上呼吸道感染等。

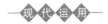

中医名方全书

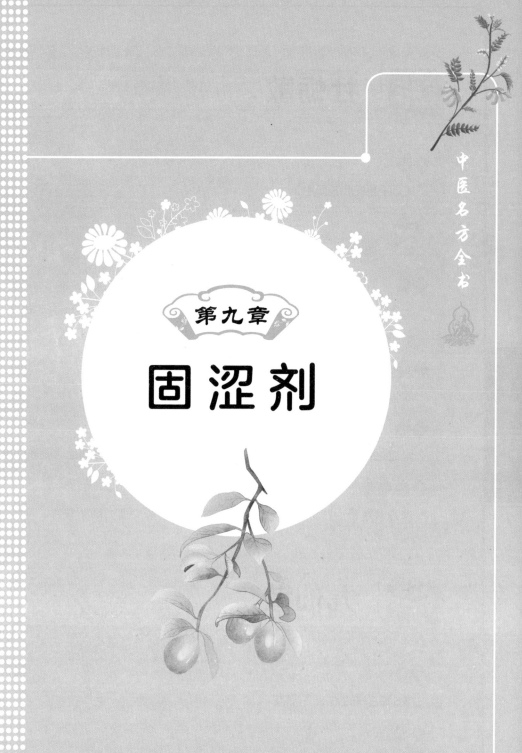

第九章

固涩剂

牡蛎散

《太平惠民和剂局方》

黄芪、麻黄根、牡蛎各一两。

上三味为粗散。水一盏半，小麦百余粒（二两），同煎至八分，去滓热服，日二服，不拘时候。

敛阴止汗，益气固表。

体虚之自汗盗汗证。常自汗出，夜卧尤甚，心悸，气短等。

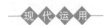

本方常用于治疗妇女产后体虚、自主神经功能失调、肺结核等。

九仙散

《卫生宝鉴》引王子昭方

人参、款冬花、桑白皮、桔梗、五味子、阿胶、乌梅各一两，贝母半两，罂粟壳八两。

用法

上为细末，每服三钱，白汤点服，嗽住止后服。

功效

敛肺止咳，益气养阴。

主治

久咳肺虚证。久咳不已，咳甚则气喘自汗，痰少而黏，舌红苔少，脉虚数等。

现代运用

本方常用于治疗肺结核、肺气肿、慢性支气管炎、支气管哮喘等。

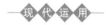
金锁固精丸

来源

《医方集解》

配方

沙苑蒺藜（炒）、芡实、莲须各二两，龙骨（酥炙）、煅牡蛎各一两。

用法

上药为细末，以莲子粉糊丸，每日一至二次，空腹淡盐汤送服。

功效

补肾涩精。

主治

肾虚不固之滑精证。神疲乏力，腰痛耳鸣，遗精滑泄，舌淡苔白，脉细弱等。

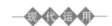

本方常用于治疗遗精、早泄、乳糜尿、重症肌无力等，也可用于治疗性神经衰弱、慢性前列腺炎等。

真人养脏汤

《太平惠民和剂局方》

━配方━

人参、当归、白术各六钱，肉豆蔻（面裹煨）半两，肉桂、甘草（炙）各八钱，白芍一两六钱，木香一两四钱，诃子一两二钱，罂粟壳（去蒂萼蜜炙）三两六钱。

上药为粗末。每服二钱，水一盏半，煎至八分，去滓，食前温服。忌酒、生冷、鱼腥、油腻。

涩肠固脱，温补脾肾。

久泻久痢，脾肾虚寒证。泻痢无度，滑脱不禁，甚至脱肛坠下，脐腹疼痛，喜温喜按，舌淡苔白，脉迟细等。

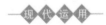

本方常用于治疗肠结核、慢性痢疾、慢性结肠炎、慢性肠炎等。

四神丸

—来源—

《内科摘要》

—配方—

肉豆蔻二两，补骨脂四两，五味子二两，吴茱萸一两。

—用法—

上药共为细末，以生姜四两、红枣五十枚同煮，取枣肉，和末为丸，空腹或食前温开水送下。

—功效—

温肾暖脾，涩肠止泻。

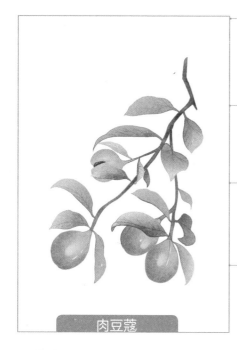

肉豆蔻

入药部位

植物的成熟果实。

性味归经

味辛，性温。归脾、大肠经。

功效

涩肠止泻，温中行气。

主治

久泻不止，脘腹胀痛等。

—主治—

肾泄证。久泻不愈，腹痛喜温，腰酸肢冷，神疲乏力，或五更泄泻，不思饮食，食不消化，舌淡苔薄白，脉沉迟无力等。

现代运用

本方常用于治疗肠结核、慢性肠炎、慢性结肠炎、过敏性结肠炎等。

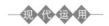

桑螵蛸散

来源

《本草衍义》

配方

桑螵蛸、远志、石菖蒲、龙骨、人参、茯神、当归、龟甲（酥炙）各一两。

用法

上药研末，睡前以党参汤调下二钱；亦可做汤剂，用量按原方比例酌减。

功效

调补心肾，涩精止遗。

主治

心肾两虚之尿浊证。心神恍惚，健忘，小便频数，或尿如米泔色，或遗尿，滑精，舌淡苔白，脉细弱等。

现代运用

本方常用于治疗糖尿病、神经衰弱、小儿尿频，以及遗尿、滑精等。

当归六黄汤

《兰室秘藏》

当归、生地黄、黄芩、黄柏、黄连、熟地黄各等份，黄芪加一倍。

上药为粗末，每服五钱，水二盏，煎至一盏，食前服。小儿减半服之。

滋阴泻火，固表止汗。

阴虚火旺之盗汗。面赤心烦，口干唇燥，盗汗发热，便难溲赤，舌红，脉数等。

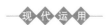

本方常用于治疗结核病、甲状腺功能亢进、急性扁桃体炎、急性黄疸性肝炎、病毒性心肌炎、更年期综合征等。

桃花汤

《伤寒论》

赤石脂一斤（一半全用，一半筛末），干姜一两，粳米一升。

141

用 法

上三味，以水七升，煮米令熟，去滓，温服七合，内赤石脂末方寸匕，日三服。若一服愈，余勿服。

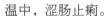 功 效

温中，涩肠止痢。

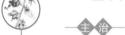 主 治

虚寒久痢。下痢不止，便脓血，色暗不鲜，日久不愈，舌淡苔白，脉迟弱或微细等。

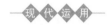 现 代 运 用

本方常用于治疗胃及十二指肠溃疡出血、慢性结肠炎、慢性细菌性痢疾、慢性阿米巴痢疾、功能失调性子宫出血等。

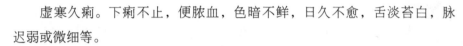 # 易黄汤

 来 源

《傅青主女科》

 配 方

山药（炒）、芡实（炒）各一两，黄柏（盐水炒）二钱，车前子（酒炒）一钱，白果十枚。

 用 法

水煎服。

 功 效

补脾益肾，清热祛湿，收涩止带。

 主 治

脾肾虚热带下。带下黏稠量多，色黄如浓茶汁，其气腥秽，舌红苔黄腻等。

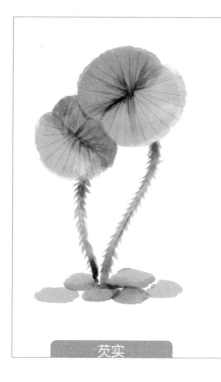

入药部位

植物的成熟种仁。

性味归经

味甘、涩，性平。归脾、肾经。

功效

补脾祛湿，益肾固精。

主治

脾虚泄泻，肾虚遗精，带下等。

芡实

现代运用

本方常用于治疗阴道炎、宫颈炎、宫颈糜烂、慢性盆腔炎等。

固经丸

来源

《丹溪心法》

配方

黄芩（炒）、白芍（炒）、龟甲（炙）各一两，椿树根皮七钱半，黄柏（炒）三钱，香附二钱半。

用法

上为末，酒糊丸，如梧桐子大，每服五十丸，空心温酒或白汤下。

滋阴清热，固经止血。

阴虚血热之崩漏证。经行不止，或下血量多，血色深红或紫黑黏稠，伴心胸烦热，腰膝酸软，舌红，脉弦数等。

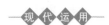

本方常用于治疗功能性子宫出血、月经不调或慢性附件炎导致的经量过多、淋漓不止等。

 # 完带汤

《傅青主女科》

土炒白术、炒山药各一两，酒炒白芍五钱，酒炒车前子三钱，人参、制苍术各二钱，甘草一钱，柴胡六分，陈皮、黑芥穗各五分。

水煎服。

补脾疏肝，化湿止带。

脾虚肝郁，湿浊带下证。面色㿠白，肢体倦怠，大便溏薄，带下色白，清稀无臭，舌淡苔白，脉缓或濡弱等。

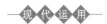

本方常用于治疗慢性阴道炎、慢性宫颈炎、盆腔炎、子宫附件炎等。

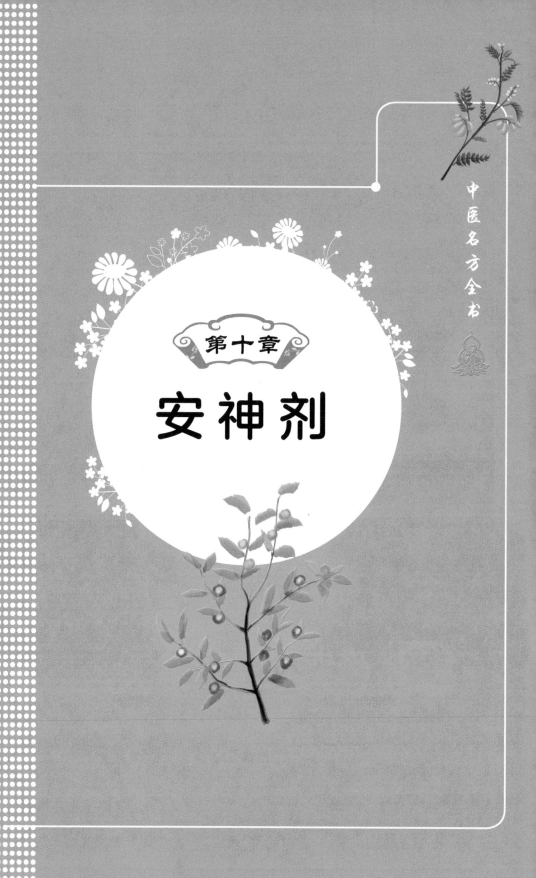

第十章

安神剂

朱砂安神丸

—来源—

《内外伤辨惑论》

—配方—

朱砂（另研水飞为衣）五钱，黄连六钱，炙甘草五钱半，当归二钱半，生地黄一钱半。

—用法—

上药除朱砂外，四味共为细末，汤浸蒸饼为丸，如黍米大。以朱砂为衣，每服十五丸或二十丸，津唾咽之，食后服。

—功效—

镇心安神，泻火养阴。

—主治—

心火亢盛，阴血不足证。失眠多梦，心烦神乱，惊悸怔忡，舌尖红，脉细数等。

—现代运用—

本方常用于治疗神经衰弱、抑郁症引起的失眠、健忘、心悸、恍惚等。

磁朱丸

—来源—

《千金方》，原名神曲丸

—配方—

神曲四两，磁石二两，光明砂一两。

x

z

c

146

—用法—

上为末，炼蜜为丸，如梧桐子大。每服三丸，日三次。

—功效—

重镇安神，益阳明目。

—主治—

心肾不交证。耳鸣耳聋，视物昏花，心悸失眠，癫痫，脉细数等。

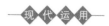
—现代运用—

本方常用于治疗神经衰弱、高血压、癫痫及视网膜、视神经、玻璃体、晶状体的病变等。

 # 酸枣仁汤

—来源—

《金匮要略》

—配方—

炒酸枣仁二升，知母、茯苓、川芎各二两，甘草一两。

—用法—

上五味，以水八升，煮酸枣仁，得六升，内诸药，煮取三升，去滓，温服一升，日三服。

—功效—

养血安神，清热除烦。

—主治—

肝血不足，虚热内扰证。虚烦不安，失眠心悸，咽干口燥，舌红，脉细弦等。

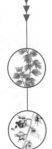

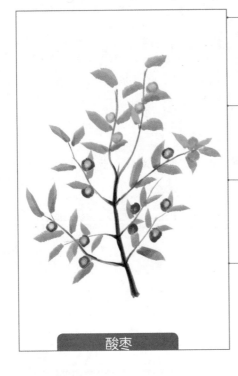

酸枣

入药部位

植物的成熟种子。

性味归经

味苦、酸，性平。归心、肝经。

功效

养心补肝，宁心安神，敛汗，生津。

主治

虚烦不眠，惊悸多梦，体虚多汗，津伤口渴等。

现代运用

本方常用于治疗神经衰弱、心脏神经官能症、更年期综合征等。

桂枝甘草龙骨牡蛎汤

来源

《伤寒论》

配方

桂枝（去皮）一两，炙甘草、龙骨、牡蛎（熬）各二两。

用法

上四味，以水五升，煮取三升，去滓，温服一升，日三服。甚者加人参三两。

功效

温补心阳，镇心敛神。

主治

心阳虚损，心神不安证。烦躁不安，心悸神疲，舌淡苔白，脉迟无力等。

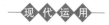**现代运用**

本方常用于治疗各种原因引起的心律失常、心功能不全、神经官能症等。

养心汤

来源

《仁斋直指方论》

配方

黄芪（炙）、白茯苓、茯神、半夏、当归、川芎各半两，远志（取肉，姜汁淹焙）、辣桂、柏子仁、酸枣仁（浸，去皮，隔纸炒香）、北五味子、人参各一分，炙甘草四钱。

用法

上为粗末，每服三钱，加姜五片，大枣二枚，煎，食前服。

功效

补血益气，养心安神。

主治

气血不足，心神不宁证。神思恍惚，心悸易惊，失眠健忘，舌淡，脉细等。

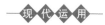**现代运用**

本方常用于治疗冠心病心绞痛、病毒性心肌炎、各种心律失常等。

天王补心丹

《校注妇人良方》

生地黄四两，酒当归、五味、去心麦冬、天冬、柏子仁、炒酸枣仁各一两，人参、茯苓、玄参、丹参、桔梗、远志各五钱。

上为末，炼蜜为丸，如梧桐子大，用朱砂为衣，每服二三十丸，临卧，竹叶煎汤送下。

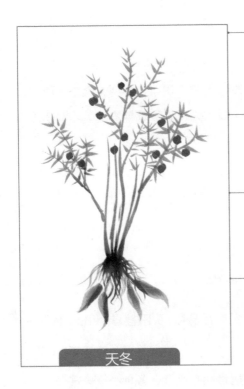

天冬

入药部位

植物的块根。

性味归经

味甘、苦，性大寒。归肺、肾经。

功效

清肺降火，滋阴润燥。

主治

燥咳痰黏，劳嗽咯血，津伤口渴，肠燥便秘等。

功效

滋阴清热，补心安神。

主治

阴虚血少，神志不安证。心悸怔忡，失眠健忘，梦遗，手足心热，舌红生疮等。

现代运用

本方常用于治疗神经衰弱、冠心病、精神分裂症、甲状腺功能亢进等。

 # 甘麦大枣汤

来源

《金匮要略》

配方

甘草三两，小麦一斤，大枣十枚。

用法

上三味，以水六升，煮取三升，温分三服。

功效

养心安神，和中缓急。

主治

脏躁。精神恍惚，悲伤欲哭，不能自主，心中烦乱，睡眠不安，严重者言行失常，呵欠频作等。

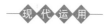

现代运用

本方常用于治疗癔病、更年期综合征、神经衰弱、抑郁症等。

黄连阿胶汤

《伤寒论》

黄连四两，芍药、黄芩各二两，阿胶三两，鸡子黄二枚。

上五味，以水六升，先煮三物，取二升，去滓，内阿胶烊尽，小冷，内鸡子黄，搅令相得，温服七合，日三服。

滋阴降火，除烦安神。

阴虚火旺，心肾不交之失眠证。心烦失眠，口燥咽干，腰膝酸软，舌尖红，脉细数等。

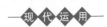

本方常用于治疗神经衰弱、焦虑性神经官能症、顽固性失眠、甲状腺功能亢进，还可用于治疗青春期子宫出血、肺结核、肾结核等。

柏子养心丸

《体仁汇编》

柏子仁四两，枸杞子三两，玄参、熟地黄各二两，麦冬、当归、石菖蒲、茯神各一两，甘草五钱。

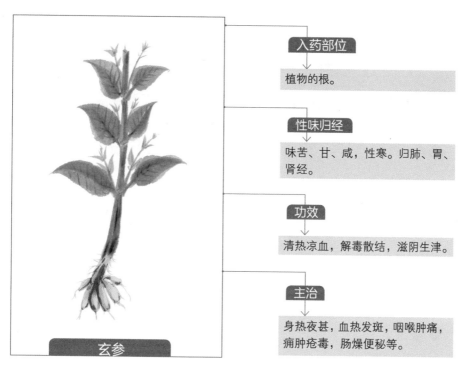

入药部位

植物的根。

性味归经

味苦、甘、咸，性寒。归肺、胃、肾经。

功效

清热凉血，解毒散结，滋阴生津。

主治

身热夜甚，血热发斑，咽喉肿痛，痈肿疮毒，肠燥便秘等。

玄参

 用 法

上为末，柏子仁、熟地黄蒸后在石器内捣如泥，内余药末和匀，炼蜜为丸，如梧桐子大。每服四十至五十丸，临睡白汤送下。

 功 效

补肾滋阴，养血安神。

 主 治

营血不足，心肾失调证。精神恍惚，怔忡惊悸，夜寐多梦，健忘盗汗等。

第十章 安神剂

本方常用于治疗神经衰弱、神经官能症、更年期综合征、肾虚遗精、贫血等。

交泰丸

《韩氏医通》，名见《四科简效方》

川黄连五钱，肉桂心五分。

上为末，炼蜜为丸，空心淡盐汤送下。

交通心肾。

心肾不交，水火不济，心火上亢证。怔忡不宁，不能入睡，口舌生疮，舌红无苔，脉细数等。

本方常用于治疗神经衰弱、心悸、遗精、遗尿、抑郁症等。

二丹丸

《保命集》

丹参、熟地黄、天门冬（去心）各一两半，丹砂（为衣）二钱，远志（去心）半两，茯神、麦冬（去心）、甘草各一两，人参、菖蒲各五钱。

上药为细末，炼蜜为丸，如梧桐子大。每服五十至一百丸，空腹时服。

益气养阴，安神定志。

阴血气弱，心神失养证。失眠健忘，惊悸怔忡，面色无华，干咳，舌红，脉细数等。

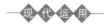

本方常用于治疗神经衰弱、更年期综合征等。

 # 孔圣枕中方

《千金方》

龟甲、龙骨、远志、石菖蒲各等份。

第十章 安神剂

用法

上药为末，酒服一方寸匕，日三，常服令人大聪。亦可蜜丸，每服二钱，黄酒送服。

功效

补肾宁心，益智安神。

主治

心肾阴亏，心阳不潜证。惊悸失眠，心神不安，舌质光红少苔，脉沉细等。

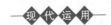

现代运用

本方常用于治疗失眠、老年性痴呆、儿童多动综合征等。

 # 定志小丸

来源

《千金方》

配方

石菖蒲、远志各二两，茯苓、人参各三两。

用法

上四味为末，蜜丸，如梧桐子大，饮服七丸，日三。加茯神为茯神丸散，服之亦佳。

功效

养心定志。

主治

心气不定，五脏不足。神志恍惚，语无伦次，忧愁悲伤不乐，健忘，心悸失眠，头晕自汗等。

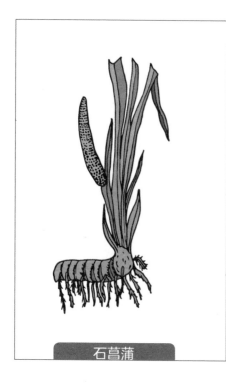

入药部位

植物的根茎。

性味归经

味辛，性温。归心、胃经。

功效

祛痰开窍，化湿开胃，宁神益智。

主治

神志昏迷,惊悸,失眠,痴呆,健忘,胸腹胀痛，风寒湿痹，疥癣等。

石菖蒲

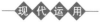

本方常用于治疗神经衰弱、神经官能症、精神病等。

安神定志丸

来源

《医学心悟》

配方

茯苓、茯神、人参、远志各一两，石菖蒲、龙齿各五钱。

用法

炼蜜为丸，如梧桐子大，辰砂为衣，每服二钱，开水送下。

安神定志，益气定惊。

心胆气虚，心神不宁证。精神烦乱，惊恐失眠，心悸胆怯，癫痫，舌质淡，脉细弱等。

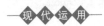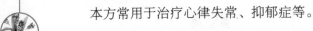

本方常用于治疗心律失常、抑郁症等。

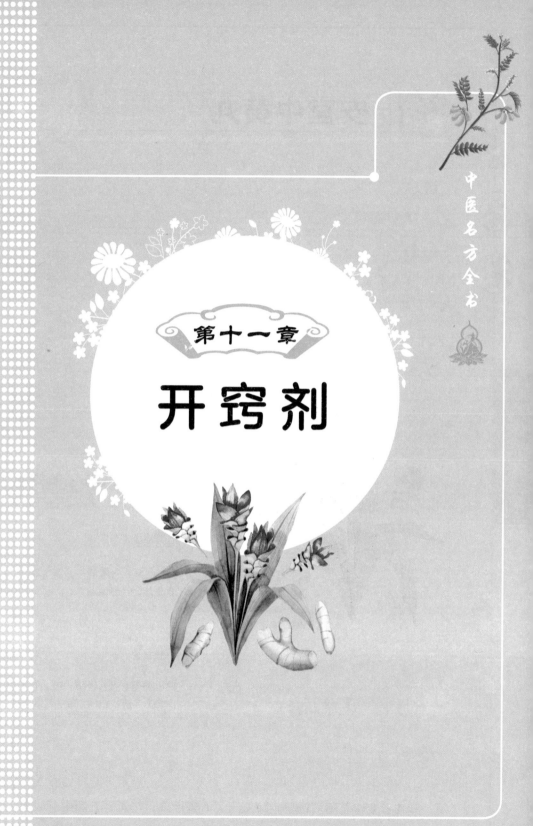

第十一章

开窍剂

安宫牛黄丸

——来源——

《温病条辨》

——配方——

牛黄、郁金、犀角、黄连、朱砂、山栀子、雄黄、黄芩各一两，真珠五钱，梅片、麝香各二钱五分。

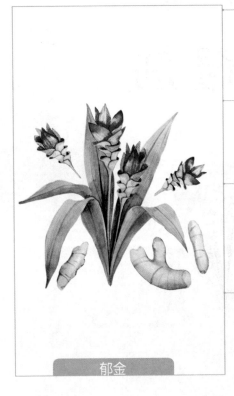

郁金

入药部位

植物的块根。

性味归经

味辛、苦，性寒。归心、肝、胆经。

功效

活血止痛，行气解郁，清热凉血，清心开窍，利湿退黄。

主治

胸胁疼痛，月经不调，吐血，妇女倒经，痰热癫痫，温热黄疸等。

——用法——

上为极细末，炼老蜜为丸，每丸一钱，金箔为衣蜡护。脉虚者人参汤下，脉实者金银花薄荷汤下，每服一丸。兼治飞尸卒厥，五痫中恶，大人小儿痉厥之因于热者，大人病重体实者，日再服，甚者日三服，小儿服半丸，不知，再服半丸。

功效

清热开窍，豁痰解毒。

主治

邪热内陷心包证。神昏谵语，惊厥抽搐，舌红或绛，脉数有力等。

现代运用

本方常用于治疗急性脑血管病、流行性乙型脑炎、流行性脑脊髓膜炎、中毒性痢疾、肝性疾病、肺性疾病、小儿高热惊厥等。

至宝丹

来源

《灵苑方》

配方

生乌犀、生玳瑁、琥珀、朱砂、雄黄各一两，牛黄、龙脑、麝香各一分，安息香一两半煮取一两净，金银箔各五十片。

用法

上丸如皂角子大，人参汤下一丸，小儿量减。

功效

化浊开窍，清热解毒。

主治

痰热内闭心包证。神昏谵语，身热烦躁，斑疹隐现，痰盛气粗，舌红苔黄腻，脉滑数等。

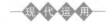

本方常用于治疗急性脑血管病、脑震荡、流行性乙型脑炎、流行性脑脊髓膜炎、冠心病心绞痛、尿毒症、中暑等。

行军散

《随息居霍乱论》

西牛黄、当门子、真珠、梅片、硼砂各一钱，明雄黄八钱，火硝三分，飞金二十页。

上各研极细如粉，再合研匀，瓷瓶密收，以蜡封之，每服三五分，凉开水调下，或点眼、搐鼻。

辟秽解毒，清热开窍。

暑秽痧胀。吐泻腹痛，烦闷欲绝，头目昏晕，不省人事，以及口疮咽痛，风热障翳等。

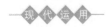

本方常用于治疗夏季中暑、急性胃肠炎、食物中毒等；外用可治疗咽炎、口腔黏膜溃疡等。

苏合香丸

 来源

《外台秘要》引《广济方》

 配方

白术、光明砂、麝香、诃梨勒皮、香附子、沉香、青木香、丁子香、安息香、白檀香、荜茇、犀角各一两，薰陆香、苏合香、龙脑香各半两。

 用法

上为极细末，炼蜜为丸，如梧桐子大。腊月合之，藏于密器中，勿令泄气。每朝用四丸，取井花水于净器中研破服。老小每碎一丸服之，另取一丸如弹丸，蜡纸裹，绯袋盛，当心带之。冷水暖水，临时斟量。

 功效

温通开窍，行气止痛。

 主治

寒闭证。神昏，牙关紧闭，不省人事，苔白，脉迟等。

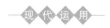 现代运用

本方常用于治疗癔病性昏厥、癫痫、老年性痴呆、肝昏迷、冠心病心绞痛等。

紫金锭

 来源

《片玉心书》

配方

麝香三钱，朱砂（水飞）、雄黄（水飞）各一两，山慈菇、五倍子各三两，大戟一两半，千金子肉（去油）一两。

用法

各研细末，用糯米糊做锭子（每锭重五分，每次一至二锭），研服或醋磨汁外搽。

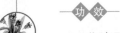

功效

化痰开窍，消肿止痛。

主治

瘟疫时邪证。脘腹胀闷，呕恶泄泻等。外用可治疗无名肿毒、虫咬损伤等。

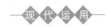

现代运用

本方常用于治疗中暑、急性胃肠炎、食物中毒、痢疾等；外敷可治疗疥疮、丹毒、喉风等。

 # 紫雪丹

来源

《外台秘要》引苏恭方

配方

磁石、寒水石、滑石、石膏各三斤，犀角、羚羊角、青木香、沉香各五两，玄参、升麻各一斤，丁香一两，炙甘草八两，朴硝十斤，硝石四升，麝香五分，朱砂三两，黄金一百两。

用法

水煎，待冷却凝结如霜即成，用铅罐收贮，每服一至二钱，冷水调服。

中医名方全书

功效

镇静安神，清热开窍。

主治

热邪内陷心包，热盛动风证。烦热不解，神昏谵语，痉厥，口渴引饮，舌红绛苔干黄，脉数有力或弦数等。

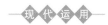

现代运用

本方常用于治疗乙型脑炎、流行性脑脊髓膜炎的发病后期、重症肺炎、小儿麻疹、斑疹伤寒等。

黑锡丹

来源

《太平惠民和剂局方》

配方

黑锡（去滓净秤）、硫黄（透明者）各二两，胡芦巴、补骨脂、茴香、沉香、木香、附子（炮）、金铃子、肉豆蔻各一两，肉桂半两。

用法

先将黑锡和硫黄放新铁铫中如常法结成砂子，放地上出火毒，研极细末。余药也研成极细末，然后和匀再研至黑色光亮为度，酒糊为丸，如梧桐子大，阴干，入布袋内擦令光莹，每服三四丸，空心淡盐汤或枣汤下，急症可服至百丸（二三钱）。

功效

升降阴阳，坠痰定喘。

主治

上盛下虚，真元亏惫证。四肢逆冷，胸腹冷痛，痰壅气喘，两胁刺痛，冷汗不止等。

— 现 代 运 用 —

本方常用于治疗支气管哮喘、肺源性心脏病、肺气肿、心源性哮喘等。

 # 牛黄清心丸

— 来 源 —

《痘疹世医心法》

— 配 方 —

黄连五钱，黄芩、栀子仁各三钱，郁金二钱，朱砂一钱半，牛黄二分半。

— 用 法 —

上为细末，腊雪调面糊为丸，如黍米大。每服七八丸，灯心汤送下。

— 功 效 —

清热解毒，开窍安神。

— 主 治 —

温热病热闭心包证。身热烦躁，神昏谵语，小儿惊厥，中风窍闭等。

— 现 代 运 用 —

本方常用于治疗乙型脑炎、流行性脑脊髓膜炎、肝昏迷、原发性高血压、脑血管疾病等。

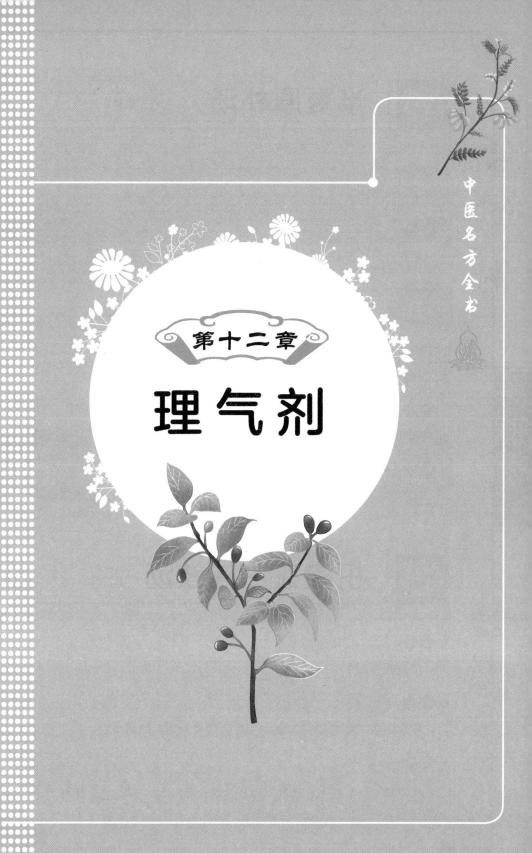

第十二章

理气剂

半夏厚朴汤

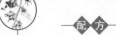

—— 来 源 ——

《金匮要略》

—— 配 方 ——

半夏一升，厚朴三两，茯苓四两，生姜五两，紫苏叶二两。

—— 用 法 ——

上五味，以水七升，煮取四升，分温四服，日三夜一服。

—— 功 效 ——

行气开郁，降逆化痰。

—— 主 治 ——

痰气郁结之梅核气。咽中如有物阻，胸胁满闷，湿痰咳嗽，呕吐等。

—— 现 代 运 用 ——

本方常用于治疗瘿病、胃神经官能症、慢性咽炎、慢性支气管炎等。

枳实薤白桂枝汤

—— 来 源 ——

《金匮要略》

—— 配 方 ——

枳实四枚，厚朴四两，薤白半斤，桂枝一两，瓜蒌一枚。

—— 用 法 ——

上五味，以水五升，先煮枳实、厚朴，取二升，去滓，内诸药，煮数沸，分温三服。

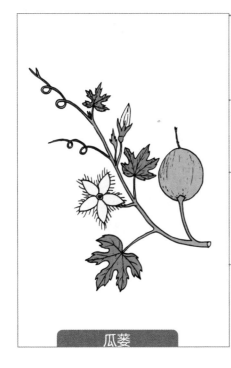

入药部位

植物的成熟果实。

性味归经

味甘，性寒。归肺、胃、大肠经。

功效

清肺化痰，利气宽胸，滑肠通便，散结消肿。

主治

痰热咳嗽，结胸，胸膈痞痛，便秘，乳痈等。

瓜蒌

通阳散结，下气祛痰。

痰结气逆之胸痹。胸满而痛，心中痞气，气结在胸，舌苔白腻，脉沉弦或紧等。

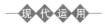

本方常用于治疗冠心病心绞痛、肋间神经痛、非化脓性肋软骨炎等。

瓜蒌薤白白酒汤

《金匮要略》

配方

瓜蒌实一枚，薤白半斤，白酒七升。

用法

上三味，同煮，取二升，分温再服。

功效

通阳散结，行气祛痰。

主治

胸痹。胸部闷痛，甚至胸痛彻背，喘息咳唾，舌苔白腻，脉沉弦或紧等。

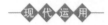

现代运用

本方常用于治疗冠心病心绞痛、非化脓性肋软骨炎、肋间神经痛等。

 # 小半夏汤

来源

《金匮要略》

配方

半夏一升，生姜半斤。

用法

以水七升，煮取一升半，分温再服。

功效

化痰散饮，和胃降逆。

主治

痰饮呕吐及痰饮咳嗽。呕吐痰涎，口不渴，谷不得下，舌苔白滑等。

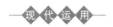
本方常用于治疗内耳眩晕症、胃炎及化疗后所致的胃肠反应等。

定喘汤

《摄生众妙方》

白果（去壳砸碎炒黄）二十一枚，麻黄、款冬花、桑白皮（蜜炙）、法半夏各三钱，苏子二钱，杏仁、黄芩（微炒）各一钱五分，甘草一钱。

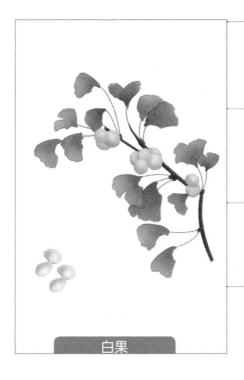

白果

> **入药部位**
>
> 植物的成熟种子。

> **性味归经**
>
> 味甘、苦、涩，性平。有小毒。归肺经。

> **功效**
>
> 敛肺平喘，收涩止带。

> **主治**
>
> 痰多喘咳，带下，白浊，遗尿尿频等。

第十二章 理气剂

水三盅，煎二盅，作二服，每服一盅，不用姜，不拘时候，徐徐服。

降肺平喘，清热化痰。

痰热内蕴证。咳嗽气急，痰多且质稠色黄，舌苔黄腻，脉滑数等。

现代运用

本方常用于治疗支气管哮喘、慢性支气管炎等。

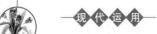

旋覆代赭汤

来源

《伤寒论》

配方

旋覆花、炙甘草各三两，人参二两，生姜五两，代赭一两，半夏（洗）半升，大枣（擘）十二枚。

上七味，以水一斗，煮取六升，去滓，再煎取三升，温服一升，日三服。

降逆化痰，益气和胃。

胃虚痰阻气逆证。胃脘痞闷或胀满，频频嗳气，反胃呃逆，甚或呕吐，苔白腻，脉弦而虚等。

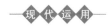
本方常用于治疗胃神经官能症、胃扩张、慢性胃炎、胃及十二指肠溃疡、幽门不完全性梗阻、神经性呃逆等。

 # 苏子降气汤

来 源

《太平惠民和剂局方》

配 方

紫苏子、半夏各二两半，炙甘草二两，川当归、肉桂各一两半，前胡、姜厚朴各一两。（一方有陈皮一两半）

用 法

共研成细末，每次用二大钱，水一盏半，加生姜二片，大枣一枚，紫苏叶五叶，同煎至八分，去滓，热服，不拘时候。

功 效

降气平喘，祛痰止咳。

主 治

上实下虚之咳喘。咳喘痰多，胸膈满闷，腰脚软弱，肢体疲倦，苔白滑或白腻等。

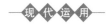现 代 运 用

本方常用于治疗慢性支气管炎、支气管哮喘、肺气肿等。

橘皮竹茹汤

《金匮要略》

橘皮、竹茹各二升，人参一两，甘草五两，生姜半斤，大枣三十枚。

上六味，以水一斗，煮取三升，去滓，温服一升，日三服。

降逆止呃，益气清热。

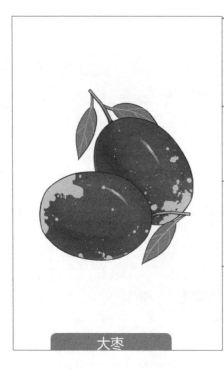

大枣

入药部位

植物的成熟果实。

性味归经

味甘，性温。归脾、胃经。

功效

补中益气，养血安神，缓和药性。

主治

脾胃虚弱，食少便溏，血虚萎黄，妇女脏躁等。

主治

胃虚有热气逆证。呃逆或干呕，虚烦少气，舌嫩红，脉虚数等。

现代运用

本方常用于治疗妊娠呕吐、幽门不完全性梗阻及腹部术后呕哕不止等。

 # 桂枝生姜枳实汤

来源

《金匮要略》

配方

桂枝、生姜各三两，枳实五枚。

用法

上三味，以水六升，煮取三升，分温三服。

功效

温阳化饮，下气降逆。

主治

心中痞，诸逆心悬痛。心窝牵引疼痛，恶心呕吐，频频嗳气，苔白，脉弦等。

现代运用

本方常用于治疗慢性胃炎、胃下垂、胸痹心痛、冠心病心绞痛等。

橘核丸

来源

《严氏济生方》

配方

橘核（炒）、海藻、昆布、海带、炒川楝子、炒桃仁各一两，姜厚朴、木通、炒枳实、炒延胡索、桂心、木香各半两。

用法

上为细末，酒糊为丸，如梧桐子大，每服七十丸，空心温酒盐汤任下。虚寒甚者，加炮川乌一两，坚胀久不消者，加硇砂二钱醋煮施入。

功效

行气止痛，软坚散结。

主治

寒湿疝气。阴囊肿胀偏坠，或坚硬如石，或痛引脐腹，阴囊肿大，或渗出黄水，更有甚者成痈溃烂等。

现代运用

本方常用于治疗急慢性睾丸炎、附睾炎、睾丸鞘膜积液等。

厚朴温中汤

来源

《内外伤辨惑论》

姜厚朴、橘皮各一两，炙甘草、茯苓、草豆蔻仁、木香各五钱，干姜七分，生姜三片。

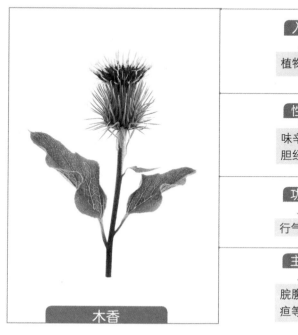

入药部位

植物的根。

性味归经

味辛、苦，性温。归脾、胃、大肠、胆经。

功效

行气止痛，调中宣滞。

主治

脘腹胀痛，脾虚食少，胁痛，黄疸等。

木香

第十二章 理气剂

用 法

合为粗散，每服五钱匕，水二盏，生姜三片，煎至一盏，去滓，食前温服。忌一切冷物。

功 效

行气除满，温中燥湿。

主 治

脾胃寒湿气滞证。脘腹胀满，时作疼痛，不思饮食，四肢倦怠，舌苔白腻，脉沉弦等。

现 代 运 用

本方常用于治疗急慢性胃炎、慢性肠炎、胃溃疡、胃肠功能紊乱等。

厚朴生姜半夏甘草人参汤

《伤寒论》

厚朴（炙，去皮）、生姜（切）各半斤，半夏（洗）半升，甘草二两，人参一两。

上五味，以水一斗，煮取三升，去滓，温服一升，日三服。

—功效—

温补脾胃。

—主治—

腹胀满，不思饮食，四肢无力或腹痛，舌淡苔白，脉弱等。

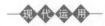

本方常用于治疗慢性胃炎、慢性肠炎、慢性肝炎、慢性胆囊炎等。

四磨汤

《严氏济生方》

人参、槟榔、沉香、天台乌药。

中医名方全书

用 法

上四味各浓磨水，和作七分盏，煎三五沸，放温服。

 功 效

破滞降逆，补气扶正。

 主 治

肝气郁结证。上气喘息，胸膈满闷，不思饮食，苔白，脉弦等。

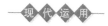 **现 代 运 用**

本方常用于治疗喘息性支气管炎、支气管哮喘、肺气肿等。

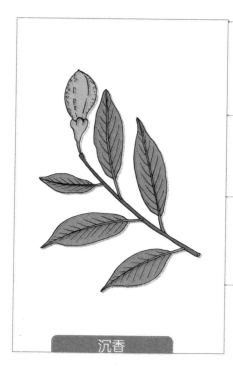

沉香

入药部位

植物含有黑色树脂的木材。

性味归经

味辛、苦，性微温。归脾、胃、肾经。

功效

行气止痛，温中止呕，温肾纳气。

主治

胸腹胀痛，呕吐呃逆，肾虚喘促等。

柴胡疏肝散

《证治准绳》引《医学统旨》

柴胡、陈皮各二钱，川芎、香附、枳壳、芍药各一钱半，炙甘草五分。

上作一服。水二盅，煎八分，食前服。

疏肝解郁，行气止痛。

肝气郁滞证。胁肋疼痛，脘腹胀满，胸闷喜太息，情志抑郁易怒，嗳气等。

本方常用于治疗慢性肝炎、慢性胃炎、肋间神经痛等。

越鞠丸

《丹溪心法》

香附、川芎、苍术、神曲、栀子各等份。

用法

上为末，水丸如绿豆大，每服二至三钱，温开水送下。

功效

行气解郁。

主治

六郁证。胸膈痞闷，脘腹胀痛，嗳腐吞酸，恶心呕吐，苔腻，脉弦等。

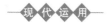

现代运用

本方常用于治疗慢性胃炎、慢性肠炎、胃及十二指肠溃疡、胃神经官能症、慢性肝炎、胆囊炎、月经不调等。

茯苓杏仁甘草汤

来源

《金匮要略》

配方

茯苓三两，杏仁五十个，甘草一两。

用法

上三味，以水一斗，煮取五升，温服一升，日三服（不瘥，更服）。

功效

宣肺利气。

主治

胸痹。胸中气塞，短气，胸满咳嗽，小便不利，两胫逆冷，妄言多汗，苔白滑，脉弦等。

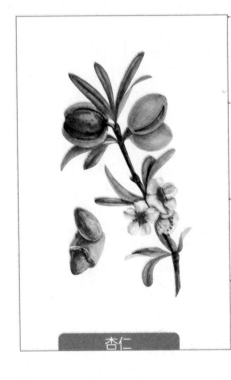

杏仁

入药部位

植物的成熟种仁。

性味归经

味苦，性微温。有小毒。归肺、大肠经。

功效

止咳平喘，润肠通便。

主治

咳嗽气喘，肠燥便秘等。

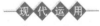

—现代运用—

本方常用于治疗风湿性心脏病、慢性支气管炎等。

 金铃子散

《袖珍方》引《太平圣惠方》

金铃子、延胡索各一两。

上为细末，每服三钱，酒调下。

疏肝泻热，活血止痛。

肝郁化火。心腹胁肋疼痛，时发时止，口苦，舌红苔黄，脉弦数等。

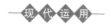

本方常用于治疗胃及十二指肠溃疡、慢性胃炎、慢性肝炎、胆囊炎等。

 # 暖肝煎

《景岳全书》

枸杞子三钱，当归、茯苓、小茴香、乌药各二钱，肉桂、沉香各一钱。

水一盅半，加生姜三至五片，煎七分，食远温服。

暖肝温肾，行气止痛。

肝肾不足，寒滞肝脉证。睾丸冷痛，或小腹疼痛，疝气疼痛，畏寒喜暖，舌淡苔白，脉沉迟等。

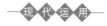

本方常用于治疗疝气、精索静脉曲张、睾丸炎、附睾炎、腹股沟疝、

鞘膜积液等。

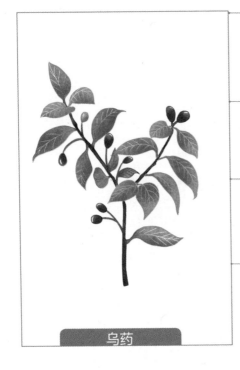

乌药

入药部位

植物的根块。

性味归经

味辛，性温。归肺、脾、肾、膀胱经。

功效

行气止痛，温肾散寒。

主治

胸腹胀痛，寒疝腹痛，经行腹痛，
遗尿尿频，小儿疳积等。

 # 天台乌药散

《圣济总录》

天台乌药、木香、小茴香（炒）、青皮、高良姜（炒）各半两，槟榔二个，
巴豆炒川楝子十个。

川楝子用巴豆微炒，敲破，小麦麸一升同炒，川楝子变黑时，去巴豆、
小麦麸，上除炒巴豆不用外，捣罗为散。每服一钱匕，食前温酒送下；疼甚，

炒生姜，热酒调下。

行气疏肝，散寒止痛。

—主 治—

肝经气滞寒凝证。小肠疝气，少腹引控睾丸而痛，苔白，脉弦等。

—现 代 运 用—

本方常用于治疗睾丸炎、腹股沟疝、慢性前列腺炎、慢性阑尾炎、慢性胃炎等。

加味乌药汤

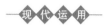

—来 源—

《奇效良方》

—配 方—

乌药、缩砂、木香、延胡索各一两，香附二两，甘草一两半。

—用 法—

上锉细末，每服七钱，水一盏半，生姜三片，煎至七分，不拘时温服。

—功 效—

行气疏肝，调经止痛。

—主 治—

肝郁气滞之痛经。月经前或月经时小腹胀满，胀甚于痛，或连胸胁乳房胀痛，舌淡苔薄白，脉弦紧等。

—现 代 运 用—

本方常用于治疗妇科之痛经、闭经等。

葶苈大枣泻肺汤

 来 源

《金匮要略》

 配 方

葶苈子（熬令色黄，捣丸如弹子大），大枣十二枚。

 用 法

先以水三升，煮枣取二升，去枣，内葶苈，煮取一升，顿服。

 功 效

泻肺行水，下气平喘。

 主 治

肺痈，喘不得卧，胸胁满胀，吐痰黄稠，面目浮肿，舌苔黄腻，脉滑数等。

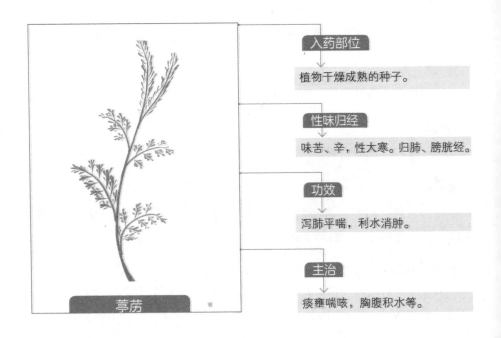

入药部位

植物干燥成熟的种子。

性味归经

味苦、辛，性大寒。归肺、膀胱经。

功效

泻肺平喘，利水消肿。

主治

痰壅喘咳，胸腹积水等。

葶苈

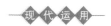

本方常用于治疗肺源性心脏病、风湿性心脏病、病毒性肺炎、肺心病、结核性胸腔积液等。

 导气汤

《医方集解》

川楝子四钱，木香三钱，茴香二钱，吴茱萸一钱。

长流水煎服。

疏肝理气，散寒止痛。

寒凝气滞之寒疝疼痛。小肠疝痛，或囊冷结硬如石，或牵引睾丸而痛等。

本方常用于治疗鞘膜积液、睾丸炎、附睾炎等。

 四七汤

《太平惠民和剂局方》引《易简方》

半夏五两，厚朴三两，茯苓四两，紫苏叶二两。

上哎咀，每服四钱，水一盏半，生姜七片，大枣一枚，煎至六分，去滓，热服，不拘时候。

降逆化痰，行气解郁。

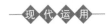

痰涎结聚，七情气郁。咽中如有物阻，咳不出，吞咽不下，或中脘痞满，气不舒快，或痰涎壅盛，上气喘急等。

现代运用

本方常用于治疗慢性喉炎、食道痉挛、梅核气、呼吸道炎症、胃肠神经官能症等。

 # 丁香柿蒂汤

《症因脉治》

丁香、柿蒂、人参、生姜。（原书未注用量）

水煎温服。

降逆止呕，温中补虚。

胃气虚寒之呃逆。呃逆不已，胸脘痞闷，脉迟等。

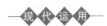

本方常用于治疗神经性呃逆、膈肌痉挛等。

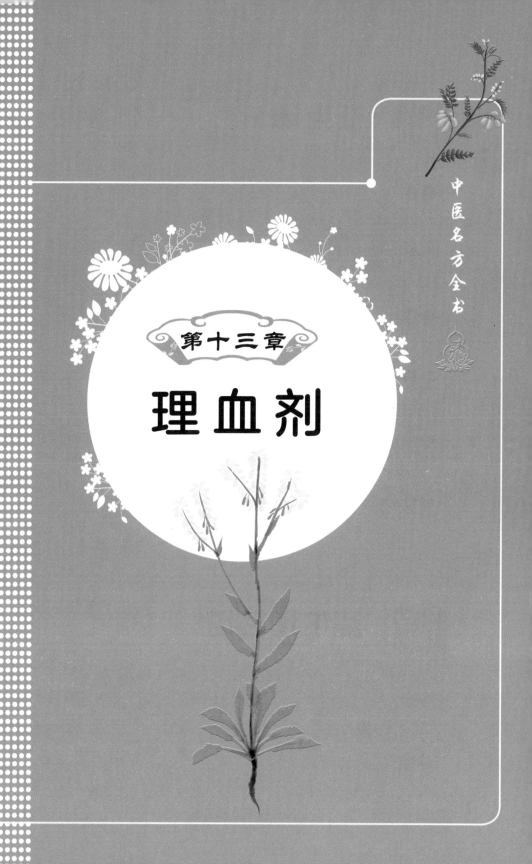

第十三章

理血剂

抵当汤

《伤寒论》

水蛭（熬）、虻虫各三十个（去翅足，熬），桃仁二十个，大黄三两（酒洗）。

上四味，以水五升，煮取三升，去滓，温服一升，不下更服。

破血逐瘀，泻热。

下焦蓄血证。小便自利，少腹硬满疼痛，经水不利，脉沉迟等。

本方常用于治疗慢性肾衰竭、高黏血症，以及精神分裂症、痛经、丹毒等。

膈下逐瘀汤

《医林改错》

桃仁、红花、当归、甘草各三钱，川芎、炒五灵脂、牡丹皮、赤芍、乌药各二钱，香附、枳壳各一钱半，延胡索一钱。

用法

水煎服。

功效

活血祛瘀，疏肝行气，破癥消结。

主治

瘀阻膈下及肝郁气滞证。两胁及腹中胀痛，积聚痞块，痛不移处等。

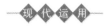

现代运用

本方常用于治疗宫外孕所致不孕症、糖尿病、慢性活动性肝炎等。

 # 桃核承气汤

来源

《伤寒论》

配方

桃仁（去皮尖）五十个，大黄四两，桂枝（去皮）、炙甘草、芒硝各二两。

用法

上五味，以水七升，煮四味，取二升半，去滓，内芒硝，更上火，微沸，下火，先食，温服五合，日三服，当微利。

功效

逐瘀泻热。

主治

下焦蓄血证。少腹急结，小便自利，神昏如狂，至夜发热，血瘀经闭，痛经，脉沉实或涩等。

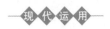

本方常用于治疗附件炎、急性盆腔炎、肠梗阻、精神分裂症、子宫肌瘤、前列腺炎等。

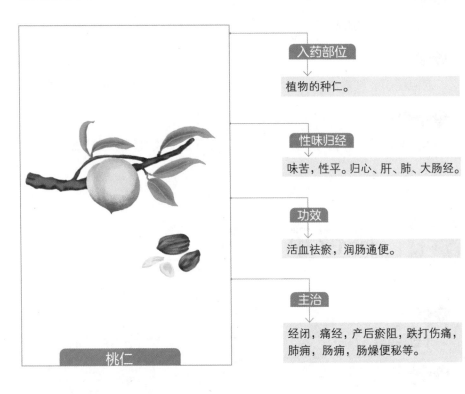

入药部位

植物的种仁。

性味归经

味苦，性平。归心、肝、肺、大肠经。

功效

活血祛瘀，润肠通便。

主治

经闭，痛经，产后瘀阻，跌打伤痛，肺痈，肠痈，肠燥便秘等。

桃仁

大黄䗪虫丸

《金匮要略》

大黄（蒸）十分，䗪虫半升，水蛭百枚，虻虫、蛴螬、桃仁、杏仁各一升，干地黄十两，芍药四两，甘草三两，黄芩二两，干漆一两。

中医名方全书

用法

上十二味，末之，炼蜜和丸，如小豆大，酒饮服五丸，日三服。

功效

活血消癥，祛瘀生新。

主治

五劳虚极，干血内停证。形体羸瘦，腹满食少，肌肤甲错，两目无神，目眶暗黑，舌有瘀斑，脉沉涩或弦等。

现代运用

本方常用于治疗慢性活动性肝炎、脑栓塞、慢性白血病、肝癌等。

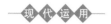

抵当丸

来源

《伤寒论》

配方

水蛭二十个（熬），虻虫二十个（去翅足，熬），桃仁二十五个，大黄三两。

用法

上四味，捣分为四丸，以水一升，煮一丸，取七合服之，晬时，当下血；若不下者，更服。

功效

破血下瘀。

主治

下焦蓄血之少腹满证。小便自利，小便少，脉沉结等。

现代运用

本方常用于治疗蓄血证、胁痛、经瘀腹痛等。

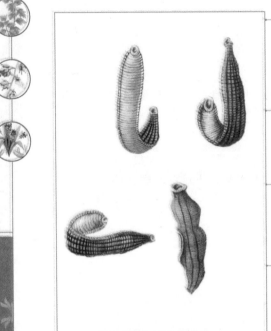

水蛭

入药部位

动物的干燥全体。

性味归经

味咸、苦，性平。归肝经。

功效

破血通经，逐瘀消癥。

主治

血瘀经闭，癥瘕痞块，中风偏瘫，跌打损伤等。

下瘀血汤

来源

《金匮要略》

配方

大黄二两，桃仁、䗪虫各二十枚。

用法

上为末，炼蜜和为四丸，以酒一升，煎一丸，取八合，顿服之。

功效

逐瘀泻热。

主治

产妇腹痛证。因干血内结，着于脐下之小腹疼痛，不可忍耐，亦主血瘀经闭等。

现代运用

本方常用于治疗闭经、痛经、盆腔炎、肝硬化、肥胖症、跌打损伤等。

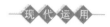

血府逐瘀汤

来源

《医林改错》

配方

桃仁四钱，红花、当归、生地黄、牛膝各三钱，赤芍、枳壳、甘草各二钱，桔梗、川芎各一钱半，柴胡一钱。

用法

水煎服。

功效

宽胸行气，活血化瘀。

主治

胸中瘀阻证。血气不畅，急躁易怒，失眠多梦，呕逆不止，唇暗或两目暗黑等。

现代运用

本方常用于治疗高血压、脑血栓、冠心病、三叉神经痛等。

补阳还五汤

《医林改错》

生黄芪四两，当归尾二钱，赤芍一钱半，桃仁、红花、地龙、川芎各一钱。

水煎服。

补气，通络，活血。

中风之气虚血瘀证。口角流涎，遗尿不禁，口眼歪斜，苔白，脉缓等。

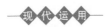

本方常用于治疗冠心病后遗症、小儿麻痹后遗症、脑血管意外后遗症等。

温经汤

《金匮要略》

吴茱萸三两，当归、芍药、川芎、人参、桂枝、阿胶、牡丹皮、生姜、甘草各二两，半夏半升，麦冬（去心）一升。

用 法

上十二味，以水一斗，煮取三升，分温三服。

功 效

温经散寒，祛瘀养血。

主 治

冲任虚寒，瘀血阻滞证。经水不利，月经不调，时发烦热，久不受孕，少腹满痛等。

现 代 运 用

本方常用于治疗慢性盆腔炎、功能失调性子宫出血、痛经等。

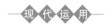# 少腹逐瘀汤

来 源

《医林改错》

配 方

当归、蒲黄各三钱，五灵脂（炒）、没药、川芎、赤芍各二钱，官桂、延胡索各一钱，小茴香（炒）七粒，干姜（炒）二分。

用 法

水煎服。

功 效

活血化瘀，温经止痛。

主 治

少腹寒凝血瘀证。月经不调，小腹凉，四肢不温，痛经等。

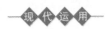

现代运用

本方常用于治疗子宫肌瘤、不孕症、子宫内膜异位症、经期腰酸等。

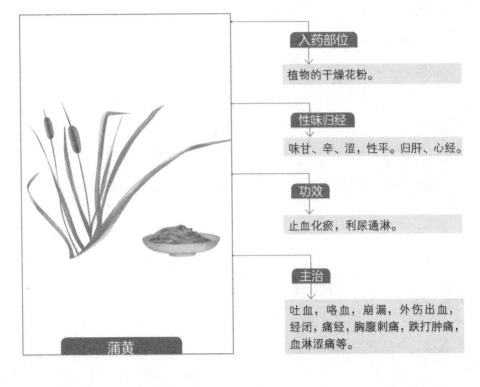

入药部位

植物的干燥花粉。

性味归经

味甘、辛、涩，性平。归肝、心经。

功效

止血化瘀，利尿通淋。

主治

吐血，咯血，崩漏，外伤出血，经闭，痛经，胸腹刺痛，跌打肿痛，血淋涩痛等。

蒲黄

七厘散

来源

《同寿录》

配方

血竭一两，儿茶二钱四分，红花、净乳香、明没药各一钱五分，朱砂一钱二分，真麝香、梅花冰片各一分二厘。

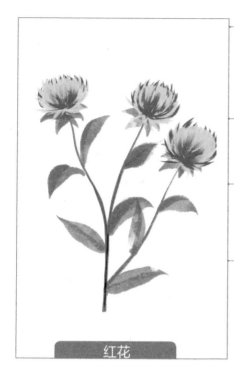

入药部位

植物的干燥花。

性味归经

味辛，性温。归心、肝经。

功效

活血通经，散瘀止痛。

主治

经闭，痛经，恶露不行，胸痹心痛，
瘀滞腹痛，胸胁刺痛，跌打损伤，
疮疡肿痛等。

红花

上为极细末，瓷瓶收贮，黄蜡封口，贮久更妙。治外伤，先以药七厘，
烧酒冲服；复用药，以烧酒调敷伤处。如金刃伤重，或食嗓割断，不须鸡
皮包扎，急用此药干掺。

散瘀消肿，止痛止血。

跌打损伤，筋断骨折之瘀血肿痛，无名肿毒，烧伤烫伤，血瘀疼痛，
外伤出血等。

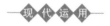

本方常用于治疗软组织损伤、骨折、烧伤等，也可用于治疗风湿性关
节炎、带状疱疹、压疮等。

生化汤

《傅青主女科》

全当归八钱，川芎三钱，桃仁十四枚，干姜（炮黑）、炙甘草各五分。

黄酒、童便各半煎服。

养血祛瘀，温经止痛。

瘀血阻滞，血虚寒凝证。产后瘀血腹痛，恶露不行，小腹冷痛等。

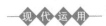

本方常用于治疗产后宫缩疼痛、胎盘残留等。

失笑散

《苏沈良方》

五灵脂（酒研）、炒蒲黄各二钱。

中医名方全书

先用酽醋调二钱，熬成膏，入水一盏，煎七分，食前热服。

活血祛瘀，散结止痛。

瘀血停滞证。月经不调，少腹急痛，心胸刺痛，脘腹疼痛，产后恶露不行等。

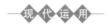

本方常用于治疗痛经、产后子宫复旧不良、产后宫缩疼痛等。

 # 胶艾汤

《金匮要略》

川芎、阿胶、甘草各二两，艾叶、当归各三两，芍药四两，干地黄六两。

上七味，以水五升，清酒三升，煮六味，取三升，去滓，内阿胶烊消，温服一升，日三服。

养血止血，调经安胎。

妇人冲任虚损，血虚有寒证。月经过多，崩漏下血，产后或流产损伤冲任，下血不绝，或妊娠胞阻，胎漏下血，腹中疼痛等。

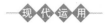

本方常用于治疗先兆流产、习惯性流产、功能性子宫出血等。

第十三章 理血剂

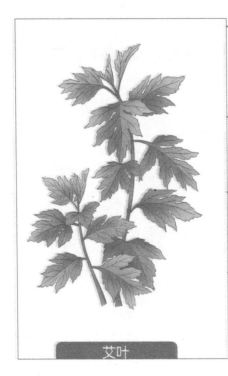

入药部位

植物的叶片。

性味归经

味苦、辛，性温。归肝、脾、肾经。

功效

温经止血，散寒止痛。

主治

吐血衄血，崩漏下血，腹中冷痛，经行腹痛等。

艾叶

 四生丸

 来源

《妇人大全良方》

 配方

生荷叶、生艾叶、生柏叶、生地黄各等份。

 用法

上研，和丸如鸡头子大。每服一丸，水煎服。

 功效

凉血止血。

血热妄行之吐血，衄血。血色鲜红，口干咽燥，舌红，脉弦数有力等。

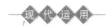

本方常用于治疗鼻衄、更年期功能失调性子宫出血、慢性特发性血小板减少性紫癜等，也用于治疗肺结核咯血、上消化道出血、崩漏、支气管扩张咯血等。

槐花散

《普济本事方》

槐花（炒）、柏叶、荆芥穗、枳壳（麸炒）各等份。

上药为细末，清米饮调下二钱，空心食前服。

清肠止血，疏风行气。

风热湿毒，壅遏肠道证。便前出血，便中带血，痔疮出血，血色鲜红，舌红苔黄，脉数等。

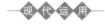

本方常用于治疗痔疮、结肠炎、肠癌便血等。

第十三章 理血剂

黄土汤

《金匮要略》

灶心黄土半斤，甘草、干地黄、白术、附子（炮）、阿胶、黄芩各三两。

上七味，以水八升，煮取三升，分温二服。

温阳健脾，养血止血。

脾阳不足，脾不统血证。大便下血，面色萎黄，四肢不温，血色暗淡，舌淡苔白，脉沉细无力等。

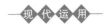

本方常用于治疗功能性子宫出血、先兆流产、痔疮出血等。

十灰散

《十药神书》

荷叶、侧柏叶、大蓟、小蓟、茅根、茜根、山栀子、大黄、牡丹皮、棕榈皮各等份。

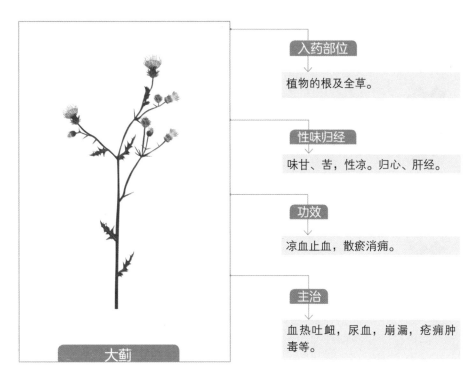

入药部位

植物的根及全草。

性味归经

味甘、苦，性凉。归心、肝经。

功效

凉血止血，散瘀消痈。

主治

血热吐衄，尿血，崩漏，疮痈肿毒等。

大蓟

—用法—

上药各烧灰存性，研极细末，用纸包，碗盖于地上一夕，出火毒。用时先将白藕捣汁或萝卜汁磨京墨半碗，调服五钱，食后服下。

—功效—

凉血止血。

—主治—

血热妄行所致的呕血、咯血证。血色鲜红，来势急暴，舌红，脉数等。

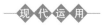—现代运用—

本方常用于治疗肺结核、支气管扩张咯血症、胃溃疡或十二指肠溃疡出血等。

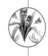

通窍活血汤

 来源

《医林改错》

 配方

桃仁泥、红花、鲜姜各三钱，赤芍、川芎各一钱，老葱三根，红枣去核七个，麝香（绢包）五厘，黄酒半斤。

 用法

用黄酒半斤，煎前七味至一盅，去滓，入麝香再煎二沸，临卧服。

 功效

活血化瘀，通窍活络。

 主治

瘀阻头面证。目赤疼痛，头发脱落，舌淡苔白，脉弦细或细滑等。

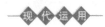 **现代运用**

本方常用于治疗偏头痛、发作性眩晕、中风、白癜风等。

小蓟饮子

 来源

《玉机微义》引《严氏济生方》

生地黄、小蓟、滑石、木通、蒲黄、藕节、淡竹叶、当归、山栀子、甘草各等份。

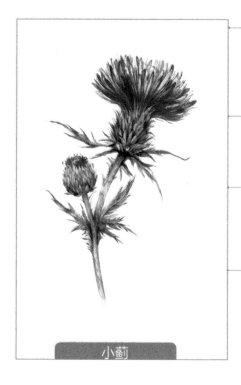

小蓟

入药部位

植物的地上部分。

性味归经

味苦、甘，性凉。归心、肝经。

功效

凉血止血，解毒消痈。

主治

衄血，吐血，尿血，血淋，便血，崩漏，外伤出血，痈肿疮毒等。

第十三章 理血剂

上咬咀，每服四钱，水一盏半，煎至八分，去滓，空心食前温服。

凉血止血，利尿通淋。

下焦瘀热而致血证。尿中带血，小便频数，赤涩热痛，舌红，脉数等。

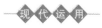

本方常用于治疗蛋白尿、肾盂肾炎、急性肾小球肾炎等。

身痛逐瘀汤

《医林改错》

当归、桃仁、红花、牛膝各三钱，甘草、川芎、没药、地龙、五灵脂（炒）各二钱，香附、秦艽、羌活各一钱。

水煎服。

祛瘀通络，祛风除湿，通经止痛。

瘀血痹阻经络所致的肢体痹痛，或周身疼痛，日久不愈，舌紫暗，脉涩弦等。

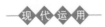

本方常用于治疗三叉神经痛、骨关节炎、面神经麻痹等。

艾附暖宫丸

《直指附遗》

香附六两，艾叶、川椒各三两，吴茱萸、大川芎、白芍、黄芪各二两，续断一两五钱，生地黄一两，官桂五钱。

用 法

上为细末，上好米醋打糊为丸，如梧桐子大。每服五十至七十丸，空腹食前淡醋汤送下。

功 效

暖宫温经，养血活血。

主 治

妇人子宫虚冷证。带下白淫，面色萎黄，四肢疼痛，倦怠无力，饮食减少，经脉不调，肚腹时痛，久无子息等。

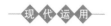**现 代 运 用**

本方常用于治疗痛经、月经不调等。

通瘀煎

来 源

《景岳全书》

配 方

归尾三五钱，山楂、香附、红花各二钱，乌药一二钱，青皮钱半，木香七分，泽泻钱半。

用 法

水二盅，煎取七分，加酒一二小盅，食前服。

功 效

行气活血，温经止痛。

妇人血滞血积、经脉不利、痛极拒按，产后瘀血实痛，男妇血逆、血厥等。

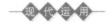

本方常用于治疗脂肪肝、冠心病心绞痛、子宫内膜异位症等。

 # 丹参饮

《时方歌括》

丹参一两，檀香、砂仁各一钱半。

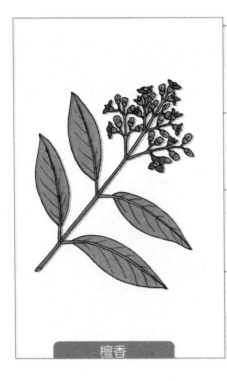

檀香

入药部位

植物树干的干燥心材。

性味归经

味辛，性温。归脾、胃、心、肺经。

功效

行气温中，开胃止痛。

主治

寒凝气滞，胸膈不舒，胸痹心痛，脘腹疼痛，呕吐食少等。

用法

水一杯半，煎至七分服。

功效

活血祛瘀，行气止痛。

主治

血瘀气滞之心胃诸痛，舌淡苔白，脉弦细等。

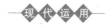

现代运用

本方常用于治疗消化性溃疡、慢性胃炎、冠心病、慢性肺源性心脏病等。

活络效灵丹

来源

《医学衷中参西录》

配方

当归、丹参、生乳香、生没药各五钱。

用法

上四味煮汤服。若为散剂，一剂分四次服，温酒送下。

功效

通络止痛，活血祛瘀。

主治

气血凝滞证。腿痛臂痛，心腹疼痛，跌打瘀肿，内外疮疡等。

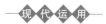

现代运用

本方常用于治疗冠心病心绞痛、异位妊娠、坐骨神经痛、颈椎病等。

补络补管汤

来源

《医学衷中参西录》

配方

生龙骨、生牡蛎、山萸肉各一两，三七（研细）二钱。

用法

前三味水煎，三七粉用药汁送服。

功效

收敛止血，祛瘀生新，补养肺胃。

主治

咳血吐血证。血色暗淡，面色萎黄，舌淡苔白，脉虚弱无力等。

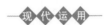**现代运用**

本方常用于治疗咯血、吐血等出血性疾病。

槐角丸

来源

《太平惠民和剂局方》

配方

炒槐角一斤，地榆、酒当归、防风、黄芩、枳壳各半斤。

用 法

上为末，酒糊为丸，如梧桐子大。每服三十丸，米饮送下，不拘时候，久服。

功 效

凉血止血，疏风利气。

主 治

风邪热毒或湿热证。便前有血名外痔，便后有血名内痔，大肠不收名脱肛，肠风疮内小虫，肠风下血等。

现 代 运 用

本方常用于治疗高血压、功能性子宫出血、精囊炎等。

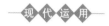# 咳血方

来 源

《丹溪心法》

配 方

青黛、瓜蒌仁、海粉、山栀子（炒黑）、诃子。

用 法

上为末，以蜜同姜汁为丸，噙化。

功 效

清肝宁肺，凉血止血。

主 治

肝火犯肺之咳血证。咯血不爽，胸胁作痛，心烦易怒，咽干口苦，颊赤便秘，舌红苔黄，脉弦数等。

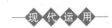

现 代 运 用

本方常用于治疗支气管扩张、肺结核等。

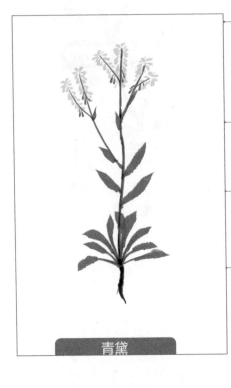

青黛

入药部位

植物的叶或茎叶经加工制得的干燥粉末或团块。

性味归经

味咸，性寒。归肝、肺经。

功效

清热解毒，凉血消斑，清肝泻火，定惊。

主治

温毒发斑，胸痛咯血，口疮，喉痹，小儿惊痫等。

中医名方全书

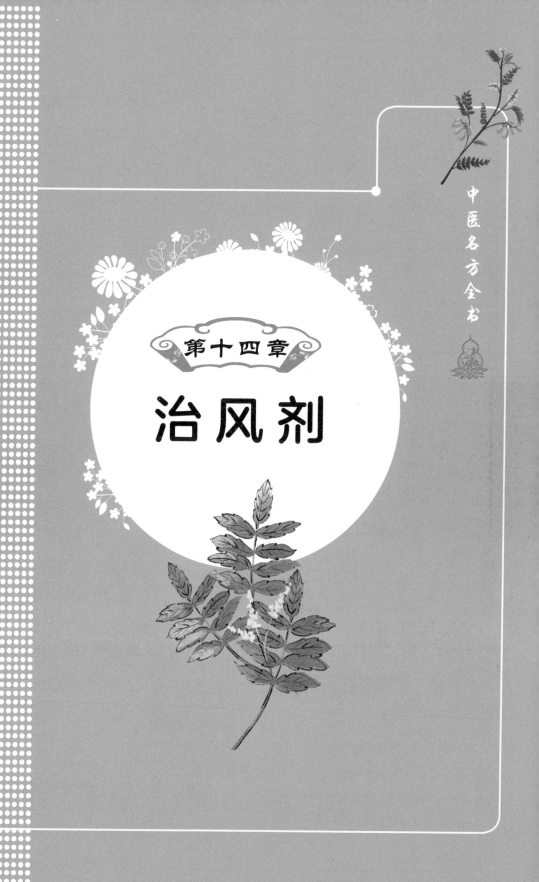

第十四章

治风剂

中医名方全书

川芎茶调散

来源

《太平惠民和剂局方》

配方

薄荷叶八两，川芎、荆芥各四两，白芷、羌活、炙甘草各二两，防风一两半，细辛一两。

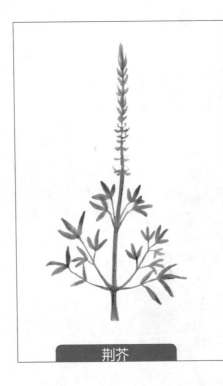

荆芥

入药部位

植物的干燥地上部分。

性味归经

味辛，性微温。归肺、肝经。

功效

祛风解表，透疹，止血。

主治

风疹瘙痒，麻疹不畅，疮疡肿瘤，出血症等。

用法

上为细末，每服二钱，食后茶清调下。

功效

疏风止痛。

外感风邪头痛证。恶寒发热，目眩鼻塞，舌苔薄白，脉浮等。

 现代运用

本方常用于治疗偏头痛、神经性头痛、感冒引起的头痛、慢炎鼻炎引起的头痛等。

 # 玉真散

 来源

《外科正宗》

 配方

南星、防风、白芷、天麻、羌活、白附子各等份。

 用法

上为末，每次服二钱，热酒一盅调服，更敷患处。若牙关紧闭，腰背反张者，每服三钱，用热童便调，虽内有瘀血亦愈。至于昏死，心腹尚温者，连进二服，亦可保全。若治疯犬咬伤，更用漱口水洗净，搽伤处。

 功效

祛风化痰，定搐止痉。

 主治

破伤风证。牙关紧急，角弓反张，口撮唇紧，身体强直，甚则咬牙缩舌，脉弦紧等。

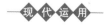 现代运用

本方常用于治疗面神经麻痹、三叉神经痛、神经根型颈椎病、破伤风等。

第十四章 治风剂

牵正散

 来源

《杨氏家藏方》

 配方

白附子、白僵蚕、全蝎各等份，并生用。

用法

上药为细末，每服一钱，热酒调下，不拘时候。

功效

通络止痉，祛风化痰。

主治

风痰阻络之口眼歪斜，或面肌抽动，舌淡红苔白等。

现代运用

本方常用于治疗三叉神经痛、面神经炎、偏头痛等。

羚角钩藤汤

 来源

《通俗伤寒论》

 配方

羚角片一钱半，霜桑叶二钱，京川贝母四钱，鲜生地黄、淡竹茹各五钱，双钩藤、滁菊花、茯神木、生白芍各三钱，生甘草八分。

用法

淡竹茹与羚角片先煎代水，煎上药服。

功效

凉肝熄风，清化痰热，增液舒筋。

主治

①热极动风证。高热不退，手足抽搐，舌绛而干，脉弦数等。

②肝热风阳上逆证。头晕胀痛，耳鸣心悸，面红如醉，或手足躁扰甚则瘛疭，舌红，脉弦数等。

现代运用

本方常用于治疗高血压、流行性乙型脑炎、妊娠子痫等。

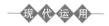

大秦艽汤

来源

《素问病机气宜保命集》

配方

秦艽三两，独活、甘草、川芎、当归、白芍、石膏各二两，川羌活、防风、黄芩、吴白芷、白术、生地黄、熟地黄、白茯苓各一两，细辛半两。

用法

上十六味，㕮咀，每服一两，水二盏，煎至一盏，去滓，温服，不拘时候。

功效

祛风清热，养血活血。

主治

风邪初中经络证。口眼歪斜，手足不能运动，舌强不能言语，恶寒，发热，脉浮数等。

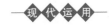

本方常用于治疗脑血栓、类风湿关节炎、脑缺血性中风等。

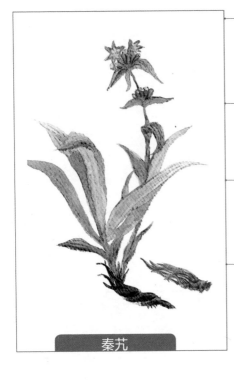

秦艽

入药部位

植物的根。

性味归经

味苦、辛，性微寒。归胃、肝、胆经。

功效

祛风湿，舒筋通络，清虚热。

主治

风湿痹痛，关节拘挛，手足不遂，骨蒸潮热，湿热黄疸等。

镇肝熄风汤

来源

《医学衷中参西录》

配方

怀牛膝、生赭石各一两，生龙骨、生牡蛎、生龟甲、生杭芍、玄参、天冬各五钱，川楝子、生麦芽、茵陈各二钱，甘草一钱半。

水煎服。

镇肝熄风，滋阴潜阳。

肝阳上亢，气血上逆之内中风。头目眩晕，脑部热痛，耳鸣耳胀，面色如醉，脉弦长有力等。

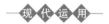

本方常用于治疗血管神经性头痛、高血压、脑溢血等。

 # 苍耳子散

《严氏济生方》

香白芷一两，辛夷仁半两，炒苍耳子二钱半，薄荷叶半钱。

上为细末，每服二钱半，食后葱、茶清调下。

疏风止痛，通利鼻窍。

鼻渊之风热证。鼻流浊涕不止，前额疼痛，舌苔薄白或白腻，脉浮等。

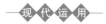

本方常用于治疗过敏性鼻炎、急慢性鼻窦炎等。

小续命汤

 来　源

《千金方》引《小品方》

 配　方

麻黄、防己、人参、桂心、黄芩、芍药、甘草、川芎、杏仁各一两，防风一两半，附子一枚，生姜五两。

 用　法

上㕮咀，以水一斗二升，先煮麻黄三沸，去沫，内诸药，煮取三升，分三服。

 功　效

辛温发散，扶正祛风。

 主　治

正气内虚，风邪外袭之风中经络证。语言謇涩，口眼歪斜，半身不遂等。亦治风湿痹痛等。

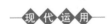 现　代　运　用

本方常用于治疗高血压、脑梗死、面神经麻痹等。

 菊花茶调散

 来　源

《丹溪心法附余》

配 方

菊花、川芎、荆芥穗、羌活、白芷、甘草各二两，防风一两半，细辛一两，蝉蜕、僵蚕、薄荷各五钱。

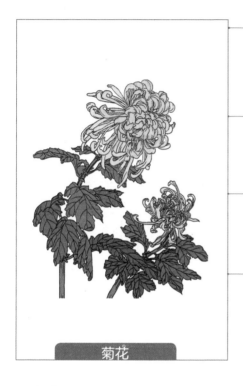

菊花

入药部位

植物的头状花序。

性味归经

味辛、甘、苦，性微寒。归肺、肝经。

功效

疏散风热，清肝明目。

主治

温病初起，目赤肿痛，目暗昏花，头目眩晕等。

 用 法

上药为末，每服二钱，食后茶清调下。

 功 效

疏风止痛，清利头目。

 主 治

风热上犯头目证。正头痛或颠顶痛，头晕目眩，舌红苔干，脉浮数等。

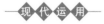 现 代 运 用

本方常用于治疗神经性头痛、偏头痛、眩晕等。

当归饮子

 来源

《重订严氏济生方》

 配方

当归、白芍、川芎、生地黄、炒白蒺藜、防风、荆芥穗各一两，何首乌、黄芪、炙甘草各半两。

 用法

上药㕮咀，每服四钱，以水一盏，加生姜五片，煎至八分，去滓温服，不拘时候。

 功效

养血活血，祛风止痒。

 主治

风疹或疮疥瘙痒日久证。皮肤遍身疮疥，疹色淡红，或脓水浸淫，或肿或痒，舌淡苔白，脉弦细或细涩等。

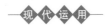 **现代运用**

本方常用于治疗老年性紫癜、湿疹、荨麻疹等。

大活络丹

 来源

《兰台轨范》

 配方

人参三两，防风二两半，白花蛇、乌梢蛇、威灵仙、两头尖、草乌、天麻、全蝎、首乌、龟甲（炙）、麻黄、贯众、炙甘草、羌活、官桂、藿香、乌药、黄连、熟地黄、大黄（蒸）、木香、沉香各二两，细辛、赤芍、没药、僵蚕、姜南星、青皮、骨碎补、白蔻、丁香、乳香、安息香、附子（制）、黄芩、茯苓、香附、玄参、白术各一两，葛根、虎胫骨（炙）、当归各一两半，血竭七钱，地龙（炙）、犀角、麝香、松脂各五钱，牛黄、片脑各一钱五分。

用 法

上药共为细末，炼蜜为丸，金箔为衣，如弹子大。每服一丸，每日两次，温开水送下。

功 效

祛风除湿，益气血，活络止痛。

主 治

风湿痰瘀阻于经络证。中风瘫痪，拘挛疼痛，痿痹，阴疽，流注，跌打损伤等。

现 代 运 用

本方常用于治疗类风湿关节炎、癔病性昏厥、冠心病心绞痛等。

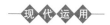

五虎追风散

来 源

《晋南史全恩家传方》

配 方

制南星、天麻各二钱，蝉蜕一两，全蝎七至九个，僵蚕七至九个。

用 法

上为末，水煎，每日一剂，分二次服，服药前先用黄酒调服朱砂末五分。

功 效

祛风解痉，止痛。

主 治

风中经络之破伤风证。牙关紧急，身体强直，手足抽搐，角弓反张等。

现代运用

本方常用于治疗三叉神经痛、破伤风、血管性头痛、中风后遗症等。

小活络丹

来 源

《太平惠民和剂局方》

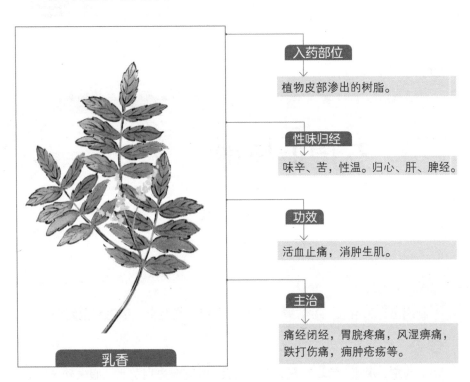

乳香

入药部位

植物皮部渗出的树脂。

性味归经

味辛、苦，性温。归心、肝、脾经。

功效

活血止痛，消肿生肌。

主治

痛经闭经，胃脘疼痛，风湿痹痛，跌打伤痛，痈肿疮疡等。

配 方

川乌（炮）、草乌（炮）、地龙、天南星（炮）各六两，乳香、没药各二两二钱。

用法

上药研细末，炼蜜为丸，每服一丸，日二服，用陈酒或温水送服。

功效

祛风除湿，化痰通络，活血止痛。

主治

风寒湿痹证。肢体筋脉挛痛，关节屈伸不利，麻木拘急，经络中有湿痰瘀血，腰腿沉重，舌淡紫苔白，脉沉弦或涩等。

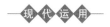**现代运用**

本方常用于治疗类风湿关节炎、风湿性关节炎等。

 # 建瓴汤

来源

《医学衷中参西录》

配方

生怀山药、怀牛膝各一两，生赭石八钱，生龙骨、生牡蛎、生怀地黄各六钱，生杭芍、柏子仁各四钱。

用法

磨取铁锈浓水，煎上药服。

功效

镇肝熄风，滋阴安神。

主治

肝肾阴虚，肝阳上亢证。头目眩晕，耳鸣目胀，健忘，烦躁不安，失眠多梦，舌强言语不利，口眼歪斜，半身麻木不遂，脉弦长而硬等。

本方常用于治疗高血压、脑梗死、心脏神经症等。

 # 大定风珠

— 来 源 —

《温病条辨》

— 配 方 —

生白芍、麦冬（连心）、干地黄各六钱，生龟甲、生鳖甲、生牡蛎、炙甘草各四钱，阿胶三钱，麻仁、五味子各二钱，鸡子黄（生）二枚。

— 用 法 —

水八杯，煮取三杯，去滓，再入鸡子黄，搅令相得，分三次服。

— 功 效 —

滋阴熄风。

— 主 治 —

温病后期，热灼真阴，阴虚风动证。手足瘛疭，形消神倦，脉象虚弱，舌绛苔少，时时欲脱等。

— 现 代 运 用 —

本方常用于治疗荨麻疹、慢性乙型肝炎等。

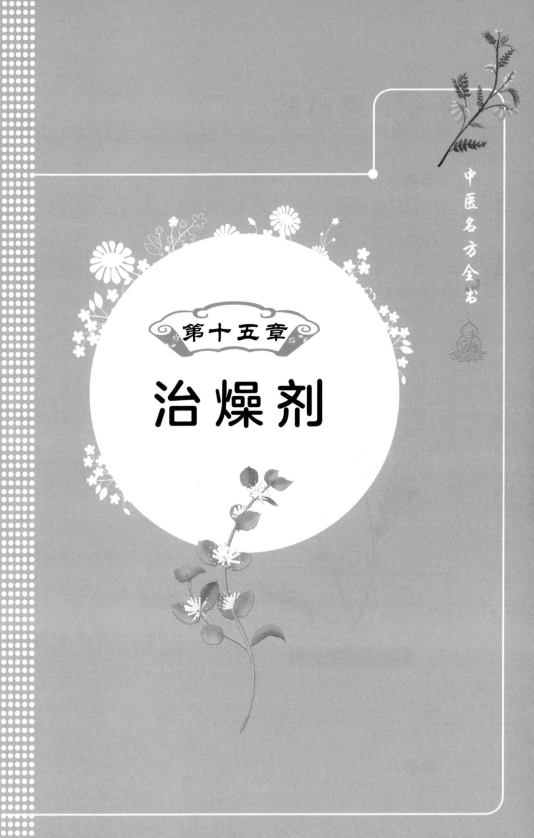

第十五章

治燥剂

杏苏散

《温病条辨》

杏仁、紫苏叶、半夏、茯苓、橘皮、枳壳、前胡、苦桔梗、甘草、大枣。（原书未注用量）

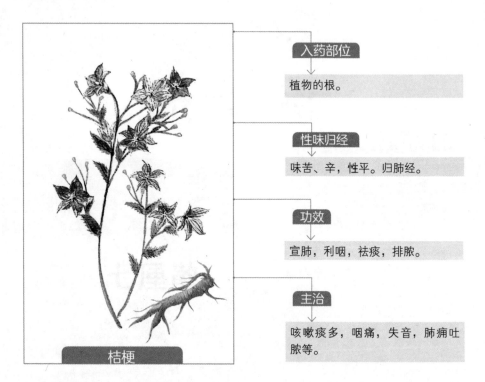

桔梗

入药部位

植物的根。

性味归经

味苦、辛，性平。归肺经。

功效

宣肺，利咽，祛痰，排脓。

主治

咳嗽痰多，咽痛，失音，肺痈吐脓等。

水煎温服。

轻宣凉燥，理肺化痰。

主治

外感凉燥证。咳嗽，恶寒无汗，咽干，苔白，脉弦等。

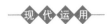
现代运用

本方常用于治疗上呼吸道感染、慢性支气管炎、肺气肿等。

 # 桑杏汤

来源

《温病条辨》

配方

桑叶一钱，杏仁一钱五分，沙参二钱，象贝、栀皮、香豉、梨皮各一钱。

用法

水二杯，煮取一杯，顿服之，重者再服。

功效

轻宣温燥，润肺止咳。

主治

外感温燥证。身热不甚，头痛，口渴，干咳无痰或痰少而黏，舌红苔薄白而干，脉浮数等。

现代运用

本方常用于治疗急慢性支气管炎、支气管扩张咯血、上呼吸道感染、百日咳等。

清燥救肺汤

《医门法律》

霜桑叶三钱，煅石膏二钱五分，麦冬一钱二分，炒胡麻仁、甘草各一钱，阿胶八分，人参、炒杏仁各七分，炙枇杷叶一片。

水一碗，煎六分，频频二三次，滚热服。

清燥润肺，养阴益气。

温燥伤肺，气阴两伤之重证。身热头痛，干咳无痰，气逆而喘，咽燥口渴等。

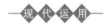

本方常用于治疗支气管哮喘、急慢性支气管炎、肺癌、肺炎等。

玉液汤

《医学衷中参西录》

生山药一两，生黄芪五钱，葛根一钱半，知母六钱，天花粉、五味子各三钱，生鸡内金二钱。

水煎服。

益气滋阴，润燥止渴。

气阴亏虚之消渴证。口渴尿多，小便频数、浑浊，困倦气短，舌嫩红而干，脉虚细无力等。

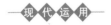

本方常用于治疗尿崩症、糖尿病等。

沙参麦冬汤

《温病条辨》

沙参、麦冬各三钱，玉竹二钱，冬桑叶、天花粉、生白扁豆各一钱五分，生甘草一钱。

水五杯，煮取二杯，日服二次。

清养肺胃，生津润燥。

燥伤肺胃或肺胃阴津不足证。咽干口渴，或干咳少痰，舌红少苔，脉细数等。

本方常用于治疗肺结核、支气管扩张、上呼吸道感染等。

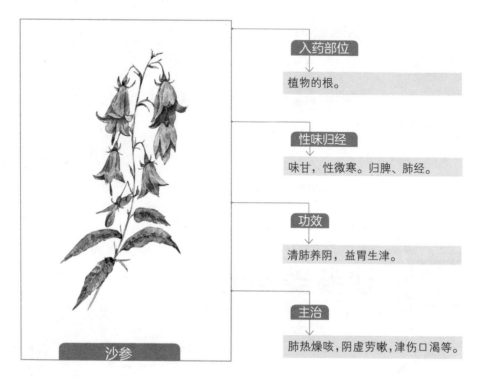

入药部位

植物的根。

性味归经

味甘，性微寒。归脾、肺经。

功效

清肺养阴，益胃生津。

主治

肺热燥咳，阴虚劳嗽，津伤口渴等。

沙参

百合固金汤

《慎斋遗书》

百合、麦冬、贝母各一钱半，熟地黄、生地黄、当归身各三钱，白芍、甘草各一钱，桔梗、玄参各八分。

用法

水煎服。

功效

滋肾润肺，止咳化痰。

主治

肺肾阴亏，虚火上炎证。咳嗽气喘，痰中带血，咽喉燥痛，舌红苔少，脉细数等。

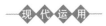

现代运用

本方常用于治疗慢性支气管炎、支气管扩张咯血、自发性气胸等。

 # 养阴清肺汤

来源

《重楼玉钥》

配方

大生地黄二钱，玄参钱半，麦冬一钱二分，贝母、牡丹皮、炒白芍各八分，薄荷、生甘草各五分。

用法

水煎取汁，分二次服。

功效

养阴清肺，解毒利咽。

主治

白喉证。喉间起白如腐，不易拭去，咽喉肿痛，鼻干唇燥，脉数等。

第十五章 治燥剂

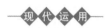 现 代 运 用

本方常用于治疗慢性咽炎、咽喉炎、扁桃体炎等。

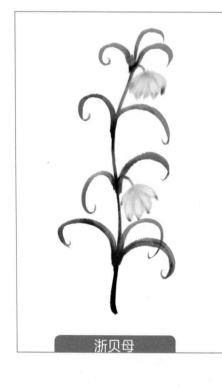

浙贝母

入药部位

植物的地下鳞茎。

性味归经

川贝母：味苦、甘，性微寒。浙贝母：味苦，性寒。归肺、心经。

功效

化痰止咳，清热散结。

主治

肺热咳嗽，阴虚燥咳，痈肿，瘰疬等。

 增液汤

 来 源

《温病条辨》

 配 方

玄参一两，麦冬（连心）、细生地黄各八钱。

中医名方全书

用法

水八杯，煮取三杯，口干则与饮尽，不便再作服。

功效

增液润燥。

主治

阳明温病，津亏肠燥证。津液不足，大便秘结，口渴，舌干红，脉细数或沉而无力等。

现代运用

本方常用于治疗痔疮、肛裂、复发性口腔溃疡、糖尿病、慢性胰腺炎等。

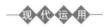

益胃汤

来源

《温病条辨》

配方

生地黄、麦冬各五钱，沙参三钱，炒玉竹一钱五分，冰糖一钱。

用法

上以水五杯，煮取二杯，分两次服，渣再煮一杯服。

功效

养阴益胃。

主治

胃阴虚证。胃脘灼热隐痛，食欲不振，饥不欲食，口干咽燥，大便秘结，或干呕呃逆，舌红少津，脉细数等。

本方常用于治疗糖尿病、慢性胃炎、小儿厌食症等。

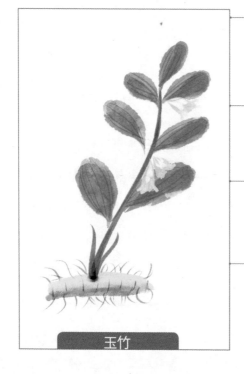

玉竹

 入药部位

植物的根茎。

性味归经

味甘，性平。归肺、胃经。

功效

滋阴润肺，生津养胃。

主治

阴虚燥咳，烦渴口干，内热消渴等。

琼玉膏

 来源

《洪氏集验方》引申铁瓮方

 配方

生地黄十六斤，新罗人参二十四两，白茯苓四十八两，白沙蜜十斤。

 用法

人参、茯苓为细末，蜜用生绢滤过，地黄取自然汁，捣时不得用铁器，取汁尽去滓，用药一处，和匀，入银、石器或好瓷器内封闭留用。每晨二匕，温酒化服，不饮酒者白汤化之。

功效

滋阴润肺，益气补脾。

主治

肺肾阴亏，脾气不足之劳嗽证。干咳或咯血，消瘦乏力，口干咽燥，舌红苔少，脉细数等。

现代运用

本方常用于治疗肺结核、肺气肿、肺癌等。

三才汤

来源

《温病条辨》

配方

干地黄五钱，人参三钱，天冬二钱。

用法

水五杯，浓煎两杯，分二次温服。

功效

养阴益气，润肺止咳。

主治

暑邪久热，寝不安，食不甘，神识不清，舌淡红嫩少苔，脉虚细等。

现代运用

本方常用于治疗更年期综合征、头痛、口疮、淋证等。

四阴煎

《景岳全书》

生地黄二三钱，麦冬、白芍、百合、沙参各二钱，茯苓一钱半，生甘草一钱。

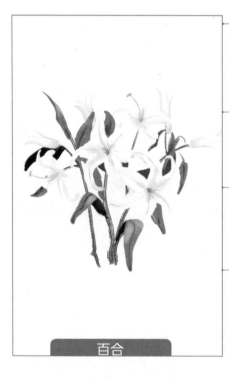

百合

入药部位

植物的肉质鳞茎。

性味归经

味甘，性微寒。归肺、心经。

功效

润肺止咳，清心安神。

主治

燥热咳嗽，劳嗽咯血，虚烦惊悸，失眠多梦等。

水二盅，煎七分，食远服。

滋阴生津，保肺止咳。

阴虚劳损，相火炽盛，津枯烦渴，咳嗽，吐衄，多热等。

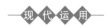
现代运用

本方常用于治疗失眠等。

 # 补肺阿胶汤

来源

《小儿药证直诀》

配方

阿胶一两五钱，马兜铃五钱，炒鼠粘子、炙甘草各二钱五分，杏仁七个，炒糯米一两。

用法

上为细末，每服一二钱，水一盏，煎至六分，食后温服。

功效

养阴补肺，清热止血。

主治

小儿肺肾阴虚有热证。咽喉干燥，咳喘或痰中带血，舌红苔少，脉细数等。

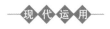
现代运用

本方常用于治疗咽喉炎、慢性支气管炎、支气管扩张、上呼吸道炎等。

五汁饮

《温病条辨》

梨汁、荸荠汁、鲜苇根汁、麦冬汁、藕汁或蔗浆。

临时斟酌多少，和匀凉服；不甚喜凉者，重汤炖温服。

生津润燥。

温病热甚，肺胃阴津耗损证。口中燥渴，咳吐白沫，黏滞不快，咽干，唇燥，舌红苔少，脉虚细数等。

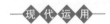

本方常用于治疗糖尿病、痤疮等。

增液承气汤

《温病条辨》

玄参一两，连心麦冬八钱，细生地黄八钱，大黄三钱，芒硝一钱五分。

水八杯，煮取二杯，先服一杯，不知，再服。

滋阴增液，泻热通便。

热结阴亏之便秘证。下之不通，口干唇燥，脘腹胀满，舌红苔黄，脉细数等。

现代运用

本方常用于治疗便秘、痔疮、急性传染病高热等。

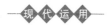

翘荷汤

《温病条辨》

配方

连翘、薄荷、黑栀皮各一钱五分，绿豆皮、桔梗各二钱，生甘草一钱。

水二杯，煮取一杯，顿服之，日二服，甚者日三服。

清宣燥热，清利上窍。

温燥化火，上扰清窍证。耳鸣目赤，齿胀咽痛，牙龈肿胀等。

本方常用于治疗咽喉炎、感冒、口腔炎、结膜炎等。

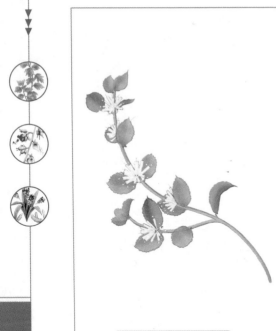

薄荷

入药部位

植物的茎叶。

性味归经

味辛，性凉。归肺、肝经。

功效

发散风热，清利头目，利咽，透疹。

主治

目赤，咽喉肿痛，麻疹不透，风疹瘙痒等。

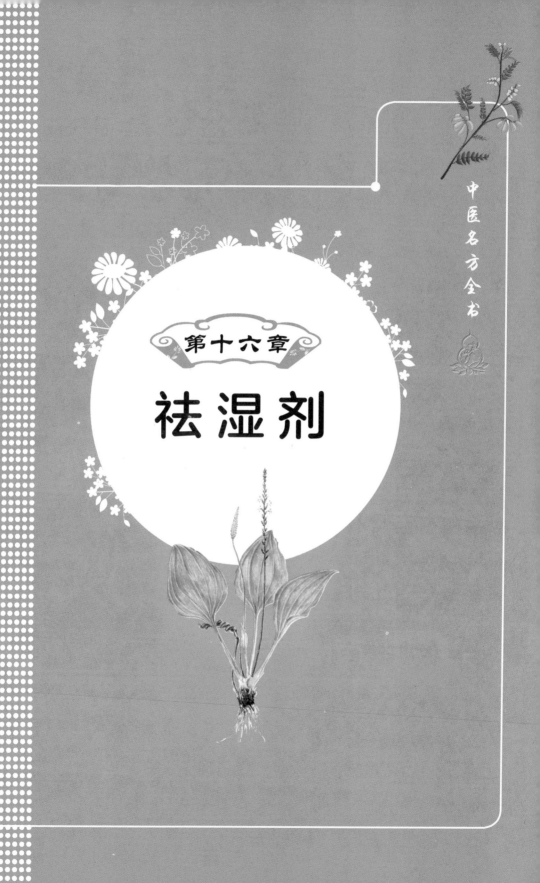

第十六章

祛湿剂

平胃散

《简要济众方》

苍术四两，姜厚朴三两，陈橘皮二两，炙甘草一两。

上为散，每服二钱，水一中盏，生姜二片，大枣二枚，煎至六分，去滓，食前温服。

燥湿运脾，行气和胃。

湿滞脾胃证。脘腹胀满，口淡无味，恶心呕吐，舌苔厚腻等。

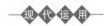

本方常用于治疗急性肠炎、慢性胃炎、消化功能紊乱、胃溃疡等。

茵陈蒿汤

《伤寒论》

栀子十四枚（擘），茵陈蒿六两，大黄二两（去皮）。

用法

上三味，以水一斗二升，先煮茵陈蒿，减六升，内二味，煮取三升，去滓，分温三服，以小便利为度。

功效

清热利湿，退黄。

主治

湿热黄疸证。面目俱黄，小便不利或小便短赤，舌苔黄腻等。

现代运用

本方常用于治疗肝炎、胆石症、胆囊炎、疟疾、伤寒，以及败血症引起的黄疸等。

当归拈痛汤

来源

《医学启源》

配方

羌活半两，甘草、茵陈（酒炒）各五钱，防风、苍术、当归身、猪苓、泽泻、知母（酒洗）各三钱，人参、葛根、苦参（酒浸）各二钱，白术、升麻、黄芩（炒）各一钱。

用法

上锉，如麻豆大，每服一两，水两盏半，先以水拌湿，候少时，煎至一盏，去滓温服。待少时，美膳压之。

功效

利湿清热，疏风止痛。

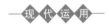

主治

湿热相搏,外受风邪证。遍身肢节烦痛,脚气肿痛,舌苔白腻或微黄等。

现代运用

本方常用于治疗类风湿关节炎、风湿性关节炎等。

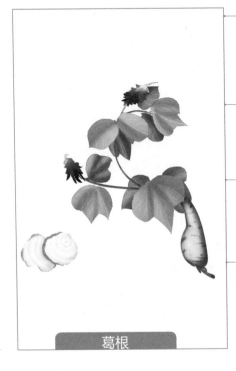

入药部位

植物野的干燥根。

性味归经

味甘、辛,性凉。归肺、胃经。

功效

发表解肌,透疹,升阳止泻,生津止渴。

主治

外感发热,麻疹,泻痢,泄泻,消渴症等。

葛根

藿香正气散

来源

《太平惠民和剂局方》

配方

藿香三两,大腹皮、白芷、紫苏、茯苓各一两,半夏曲、白术、陈皮、姜厚朴、苦桔梗各二两，炙甘草二两半。

上为细末，每服二钱，水一盏，生姜三片，大枣一枚，煎至七分，热服，如欲出汗，衣被盖，再煎并服。

解表化湿，理气和中。

外感风寒，内伤湿滞证。霍乱吐泻，头痛，恶心呕吐，脘腹胀痛等。

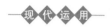

本方常用于治疗夏秋季节性感冒、流行性感冒、急性胃肠炎、消化不良等。

 # 八正散

《太平惠民和剂局方》

车前子、山栀子仁、瞿麦、炙甘草、萹蓄、木通、滑石、大黄（面裹煨）各一斤。

上为散，每服二钱，水一盏，入灯心草，煎至七分，去滓，温服，食后临卧。

清热泻火，利水通淋。

湿热淋证。小便浑赤，尿频尿急，淋沥不畅，口燥咽干，舌苔黄腻，脉滑数等。

—— 现 代 运 用 ——

本方常用于治疗尿道炎、急性膀胱炎、急性前列腺炎、泌尿系统结石等。

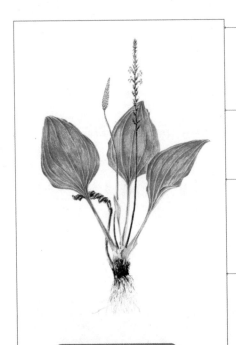

车前

入药部位

植物的成熟种子。

性味归经

味甘，性寒。归肾、肝、肺经。

功效

利水通淋，利湿止泻，清肝明目，清肺化痰。

主治

小便不利，水肿，暑湿泄泻，肝热目赤，肺热咳嗽等。

三仁汤

—— 来 源 ——

《温病条辨》

—— 配 方 ——

杏仁、半夏各五钱，飞滑石、生薏苡仁各六钱，白通草、厚朴、白蔻仁、淡竹叶各二钱。

用法

甘澜水八碗，煮取三碗，每服一碗，日三服。

功效

宣畅气机，清利湿热。

主治

湿重于热证。头痛恶寒，身重头疼，面色淡黄，舌白不渴等。

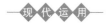

现代运用

本方常用于治疗肠伤寒、关节炎、胃肠炎、湿疹、胆囊炎等。

甘露消毒丹

来源

《医效秘传》

配方

飞滑石十五两，绵茵陈十一两，淡黄芩十两，川贝母、木通各五两，石菖蒲六两，藿香、连翘、白蔻仁、薄荷、射干各四两。

用法

生晒研末，每服三钱，开水调下。或神曲糊丸，如弹子大，开水化服。

功效

利湿化浊，清热解毒。

主治

湿温时疫之湿热并重证。肢酸咽痛，发热倦怠，胸闷腹胀，颐肿口渴，小便短赤，泄泻淋浊，舌苔白或厚腻或干黄，脉濡数或滑数等。

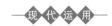

本方常用于治疗黄疸型传染性肝炎、胆囊炎、急性胃肠炎、肠伤寒、钩端螺旋体病等。

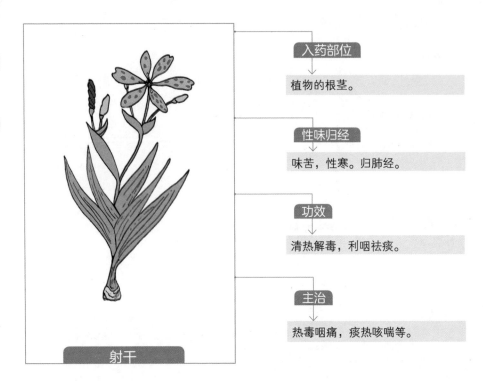

入药部位

植物的根茎。

性味归经

味苦，性寒。归肺经。

功效

清热解毒，利咽祛痰。

主治

热毒咽痛，痰热咳喘等。

射干

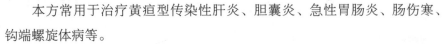

五苓散

 来 源

《伤寒论》

 配 方

猪苓（去皮）、茯苓、白术各十八铢，泽泻一两六铢，桂枝半两（去皮）。

用法

上五味，捣为散，以白饮和服方寸匕，日三服，多饮暖水，汗出愈。

功效

利水渗湿，温阳化气。

主治

①水湿内停证。小便不利，泄泻，水肿等。

②膀胱气化不利之蓄水证。头痛微热，小便不利，烦渴欲饮，甚或水入即吐，苔白，脉浮等。

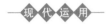

现代运用

本方常用于治疗肾炎、心源性水肿、肝硬化腹水、急性肠炎等。

藿朴夏苓汤

来源

《感证辑要》引《医原》

配方

生薏苡仁四钱，赤苓、猪苓、淡豆豉、杏仁各三钱，藿香二钱，厚朴一钱，半夏、泽泻各一钱半，白蔻仁六分，通草一钱。

用法

水煎服。

功效

解表化湿。

主治

湿温初起。胸闷口腻，身热恶寒，肢体倦怠，舌苔薄白等。

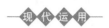

本方常用于治疗腹泻、慢性胃炎、手足口病、消化不良等。

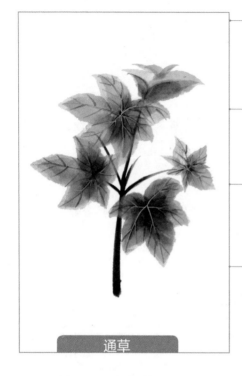

通草

入药部位

植物的茎髓。

性味归经

味甘、淡，性微寒。归肺、胃经。

功效

清热利水，通乳。

主治

小便不利，淋沥涩痛，产后缺乳等。

茵陈五苓散

 来源

《金匮要略》

 配方

茵陈蒿末十分，五苓散五分。

 用法

上二味，和，先食，饮方寸匕，日三服。

利湿，清热，退黄。

湿热黄疸，小便不利，湿重于热，舌苔厚腻或淡黄等。

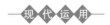

本方常用于治疗心源性黄疸、胆囊炎、慢性胃炎、慢性病毒性肝炎等。

猪苓汤

《伤寒论》

猪苓（去皮）、滑石（碎）、茯苓、阿胶、泽泻各一两。

上五味，以水四升，先煮四味，取二升，去滓，内阿胶烊消，温服七合，日三服。

利水，养阴，清热。

水热互结证。发热，小便不利，口渴欲饮，舌红苔白或微黄等。

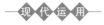

本方常用于治疗泌尿系统感染、膀胱炎、肾炎等。

第十六章 祛湿剂

连朴饮

《霍乱论》

芦根二两,香豉、焦栀子各三钱,制厚朴二钱,川黄连(姜汁炒)、石菖蒲、制半夏各一钱。

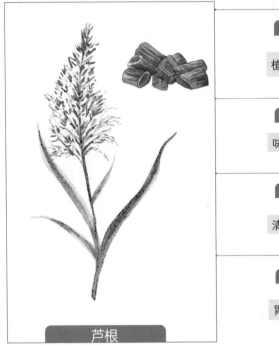

芦根

入药部位

植物的根茎。

性味归经

味甘,性寒。归肺、胃经。

功效

清热生津,止呕,利尿。

主治

胃热呕吐,肺痈,肺热咳嗽等。

水煎温服。

清热化湿,理气和中。

主治

湿热霍乱证。上吐下泻，心烦躁扰，小便短赤，舌苔黄腻，脉滑数等。

现代运用

本方常用于治疗肠伤寒、急性胃肠炎、副伤寒等。

 # 二妙散

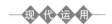

来源

《丹溪心法》

配方

黄柏（炒）、苍术（米泔浸炒）。

用法

上二味为末，沸汤，入姜汁调服。

功效

清热燥湿。

主治

湿热下注证。筋骨疼痛，或足膝红肿疼痛，或下部湿疮，湿疹，小便短黄，舌苔黄腻等。

现代运用

本方常用于治疗风湿性关节炎、非淋菌性尿道炎、阴道炎、阴囊湿疹等。

防己黄芪汤

《金匮要略》

防己一两，白术七钱半，甘草（炒）半两，黄芪一两一分。

上锉麻豆大，每抄五钱匕，加生姜四片，大枣一枚，水一盏半，煎八分，去滓温服，良久再服。

益气祛风，健脾利水。

气虚所致之风水或风湿证。汗出恶风，身重微肿，小便不利，舌淡苔白，脉浮等。

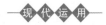

本方常用于治疗风湿性关节炎、心源性水肿、慢性肾小球肾炎等。

羌活胜湿汤

《脾胃论》

羌活、独活各一钱，蔓荆子三分，藁本、防风、炙甘草各五分，川芎二分。

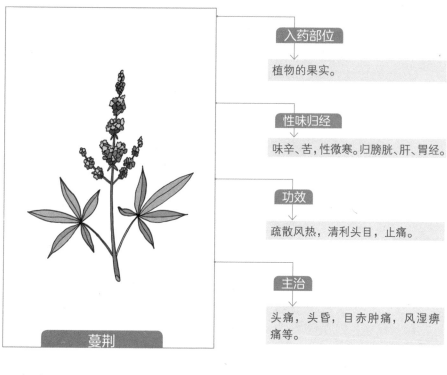

入药部位

植物的果实。

性味归经

味辛、苦，性微寒。归膀胱、肝、胃经。

功效

疏散风热，清利头目，止痛。

主治

头痛，头昏，目赤肿痛，风湿痹痛等。

蔓荆

—用 法—

上哎咀，都作一服，水二盏，煎至一盏，去滓，食后温服。

—功 效—

祛风胜湿，止痛。

—主 治—

风湿在表之痹证。头痛身重，腰脊疼痛，难以转侧，或肩背疼痛不可回顾，苔白，脉浮等。

—现 代 运 用—

本方常用于治疗感冒、风湿性关节炎、类风湿关节炎、风湿性心肌炎、神经性头痛、骨质增生症等。

苓桂术甘汤

 来 源

《金匮要略》

 配 方

茯苓四两，桂枝（去皮）三两，白术、炙甘草各二两。

 用 法

上四味，以水六升，煮取三升，分温三服，小便则利。

 功 效

温化痰饮，健脾利湿。

 主 治

中阳不足之痰饮证。胸胁支满，目眩心悸，或短气而咳，舌苔白滑等。

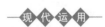 现 代 运 用

本方常用于治疗慢性支气管炎、支气管哮喘、心源性水肿、心律失常等。

真武汤

 来 源

《伤寒论》

 配 方

生姜（切）、茯苓、芍药各三两，白术二两，附子一枚（炮，去皮，破八片）。

用法

上五味，以水八升，煮取三升，去滓，温服七合，日三服。

功效

温阳利水。

主治

脾肾阳虚，水湿泛溢证。小便不利，肢体沉重疼痛或水肿等。

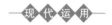

现代运用

本方常用于治疗慢性肠炎、慢性支气管炎、心源性水肿、耳源性眩晕等。

柴平汤

来源

《景岳全书》

配方

陈皮、苍术、柴胡、人参、黄芩、甘草、半夏、厚朴。

用法

加姜、枣煎服。

功效

和解少阳，祛湿和胃。

主治

湿疟证。身痛，手足沉重，寒多热少等。

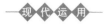

现代运用

本方常用于治疗急性肠炎、慢性胃炎、消化功能紊乱、胃溃疡等。

实脾散

《严氏济生方》

　　姜厚朴、白术、木瓜、木香、草果仁、大腹子、附子（炮）、干姜（炮）、白茯苓各一两，炙甘草半两。

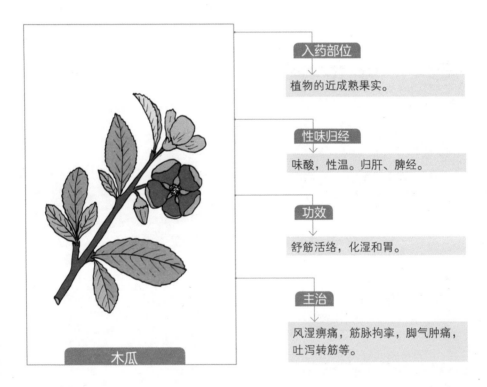

入药部位

植物的近成熟果实。

性味归经

味酸，性温。归肝、脾经。

功效

舒筋活络，化湿和胃。

主治

风湿痹痛，筋脉拘挛，脚气肿痛，吐泻转筋等。

木瓜

　　上㕮咀,每服四钱,水一盏半,生姜五片,大枣一枚,煎至七分,去滓温服,不拘时候。

功效

温阳健脾，行气利水。

主治

阳虚水肿证。身半以下肿甚，手足不温，小便短少，舌苔白腻，脉沉弦而迟等。

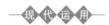
现代运用

本方常用于治疗慢性肾小球肾炎、肝硬化腹水、心源性水肿等。

 # 六和汤

来源

《太平惠民和剂局方》

配方

赤茯苓、藿香叶、白扁豆（姜汁炒）、木瓜各二两，香薷、姜厚朴各四两，缩砂仁、半夏、杏仁、人参、炙甘草各一两。

用法

上药为细末，每服四钱，水一盏半，生姜三片，大枣一枚，煎至八分，去滓，不拘时候服。

功效

祛暑化湿，健脾和胃。

主治

湿伤脾胃证。霍乱吐泻，倦怠嗜卧，胸膈痞满，舌苔白滑等。

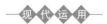
现代运用

本方常用于治疗胃肠型感冒、胃病肠胀气、胃肠炎等。

五淋散

来源

《太平惠民和剂局方》

配方

赤茯苓六两，当归、生甘草各五两，赤芍药、山栀子仁各二两。

用法

上为细末。每服二钱，水一盏，煎至八分，空心食前服。

功效

清热凉血，利水通淋。

主治

肾气不足，膀胱有热，尿频尿急，脐腹急痛，舌苔黄腻等。

现代运用

本方常用于治疗尿道感染、热淋、尿道综合征、泌尿系统结石、慢性肾盂肾炎等。

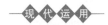

中满分消丸

来源

《兰室秘藏》

配方

黄芩一两二钱，姜厚朴一两，半夏、黄连、枳实各五钱，知母四钱，橘皮、泽泻各三钱，白茯苓、砂仁、干生姜各二钱，人参、炙甘草、白术、姜黄各一钱。

用法

上除茯苓、泽泻、干生姜外，共为极细末，入上三味和匀，汤浸蒸饼为丸，如梧桐子大。每服一百丸，焙热，白汤送下，食远服。量病人大小加减。

功效

行气健脾，清热利湿。

主治

湿热臌胀。脘腹胀痛，口苦纳呆，小便黄赤，大便秘结，苔黄腻，脉弦数等。

现代运用

本方常用于治疗泌尿系统感染、糖尿病胃轻瘫、传染性黄疸型肝炎等。

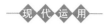

乌头汤

来源

《金匮要略》

配方

麻黄、芍药、黄芪、炙甘草各三两，川乌（哎咀以蜜二升，煎取一升即出乌头）五枚。

用法

上五味，哎咀四味。以水三升，煮取一升，去滓，内蜜煎中，更煎之，服七合。不知，尽服之。

功效

温经散寒，除湿宣痹。

主治

①寒湿痹阻关节证。关节剧痛，屈伸不利，畏寒喜热，舌苔薄白，脉沉弦或沉紧等。

②脚气疼痛，不可屈伸。

现代运用

本方常用于治疗风湿性关节炎、三叉神经痛、肩关节周围炎、类风湿关节炎、腰椎骨质增生等。

中医名方全书

第十七章

祛痰剂

贝母瓜蒌散

来源

《医学心悟》

配方

贝母一钱五分，瓜蒌一钱，天花粉、茯苓、橘红、桔梗各八分。

用法

水煎服。

功效

润肺清热，理气化痰。

主治

燥痰咳嗽证。咳嗽呛急，咳痰难出，咽喉干痛，苔白而干等。

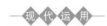

现代运用

本方常用于治疗肺结核、肺炎等。

治痰茯苓丸

来源

《百一选方》引《全生指迷方》

配方

半夏二两，茯苓一两，枳壳半两，风化朴硝一分。

中医名方全书

用 法

上四味，共为细末，生姜自然汁煮糊为丸，如梧桐子大。每服三十丸，生姜汤下。

功 效

燥湿行气，软坚消痰。

主 治

痰伏中脘，流注经络证。臂痛不得上举，或肢体麻木，眩晕，或四肢浮肿，舌苔白腻，脉沉细等。

现 代 运 用

本方常用于治疗颈椎病、慢性支气管炎、前列腺增生症等。

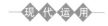# 半夏白术天麻汤

来 源

《医学心悟》

配 方

半夏一钱五分，白术三钱，天麻、茯苓、橘红各一钱，甘草五分。

用 法

加生姜一片，大枣二枚，水煎服。

功 效

化痰熄风，健脾祛湿。

主 治

风痰上扰证。眩晕头痛，恶心呕吐，舌苔白腻，脉弦滑等。

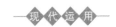

本方常用于治疗耳源性眩晕、神经性眩晕、高血压等。

温胆汤

来源

《三因极一病证方论》

配方

陈皮三两，半夏、竹茹、枳实各二两，茯苓一两半，炙甘草一两。

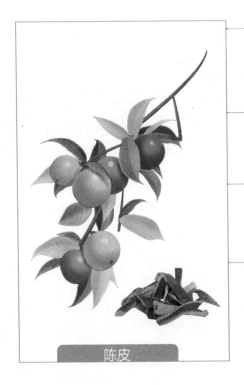
陈皮

入药部位

植物的干燥成熟果皮。

性味归经

味辛、苦，性温。归脾、胃、肺经。

功效

理气和中，燥湿化痰，利水通便。

主治

脾胃不和，不思饮食，咳嗽痰多，胸膈满闷，水肿，小便不利，大便秘结等。

用法

上锉为散。每服四钱，水一盏半，加生姜五片，大枣一枚，煎七分，去滓，食前服。

理气化痰，和胃利胆。

胆郁痰扰证。心烦不眠，头眩心悸，呕吐眩晕，舌苔白腻，脉弦滑等。

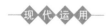

本方常用于治疗急慢性胃炎、神经官能症、慢性支气管炎、消化性溃疡等。

 # 小陷胸汤

《伤寒论》

黄连一两，瓜蒌实大者一枚，半夏（洗）半升。

上三味，以水六升，先煮瓜蒌，取三升，内诸药，煮取二升，去滓，分温三服。

清热化痰，宽胸散结。

痰热互结证。心胸痞闷，咳痰黄稠，舌红苔黄腻，脉滑数等。

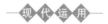

本方常用于治疗急性胃炎、肝炎、胆囊炎、冠心病、急性支气管炎等。

二陈汤

《太平惠民和剂局方》

橘红、半夏各五两，白茯苓三两，炙甘草一两半。

上药哎咀，每服四钱，用水一盏，加生姜七片，乌梅一个，煎六分，去滓，热服，不拘时候。

燥湿化痰，理气和中。

湿痰证。咳嗽痰多，胸闷，恶心呕吐，肢体困倦，舌苔白腻，脉滑等。

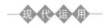

本方常用于治疗慢性支气管炎、慢性胃炎、神经性呕吐、妊娠呕吐等。

止嗽散

《医学心悟》

桔梗（炒）、紫菀（蒸）、白前（蒸）、荆芥、百部各二斤，甘草（炒）十二两，陈皮一斤。

中医名方全书

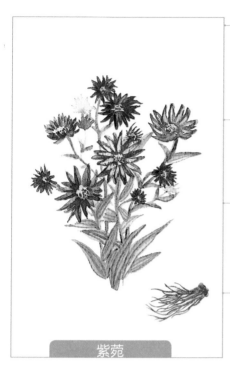

入药部位

植物的干燥根及根茎。

性味归经

味辛、苦、甘，性微温。归肺经。

功效

润肺下气，化痰止咳。

主治

咳嗽气喘，劳嗽咳血等。

紫菀

用法

共为末，每服三钱，食后、临卧服，开水调下。初感风寒，生姜汤调下。

功效

止咳化痰，疏表宣肺。

主治

外感咳嗽证。咳嗽咽痒，或微有恶风发热，舌苔薄白，脉浮缓等。

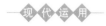现代运用

本方常用于治疗上呼吸道感染、支气管炎、百日咳等。

滚痰丸

 来源

《玉机微义》引《泰定养生主论》

 配方

大黄（酒蒸）、片黄芩各八两，硝煅礞石一两，沉香半两。

 用法

上为细末，水丸如梧桐子大。每服四五十丸，量虚实加减服，清茶、温水送下，临卧食后服。

 功效

泻火逐痰。

 主治

实热老痰证。癫狂惊悸，咳喘痰稠，大便干燥，苔黄厚腻，脉滑数有力等。

现代运用

本方常用于治疗精神分裂症、神经官能症、癫痫、病毒性脑炎、小儿惊厥等。

 三子养亲汤

 来源

《杂病广要》引《皆效方》

 配方

紫苏子、白芥子、莱菔子。（原书未注用量）

上药各洗净，微炒，击碎。看何证多，则以所主者为君，余次之。每剂不过三钱，用生绢小袋盛之，煮沸汤饮，代茶水啜用，不宜煎熬太过。

降气快膈，化痰消食。

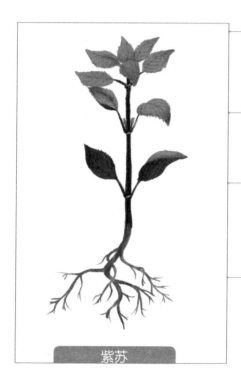

紫苏

入药部位

植物的成熟果实。

性味归经

味辛，性温。归肺、胃、大肠经。

功效

降气消痰，止咳平喘，温中开胃，宽肠润便。

主治

痰壅气逆，胸中满闷，咳嗽气喘，反胃呕吐，肠燥便秘等。

痰壅气逆食滞证。咳喘痰多，胸痞食少难消，苔白腻，脉滑等。

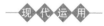

本方常用于治疗慢性支气管炎、支气管哮喘、肺气肿、肺源性心脏病等。

第十七章 祛痰剂

苓甘五味姜辛汤

《金匮要略》

茯苓四两，甘草、干姜、细辛各三两，五味子半升。

上五味，以水八升，煮取三升，去滓，温服半升，日三服。

温肺化饮。

寒饮或寒痰咳嗽。痰多稀白，苔白滑，脉弦滑等。

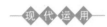

本方常用于治疗慢性支气管炎、肺气肿等。

清气化痰丸

《医方考》

胆南星、制半夏各一两半，陈皮、杏仁、枳实、酒黄芩、瓜蒌仁、茯苓各一两。

用法

姜汁为小丸，每服二至三钱，温开水送服。

功效

清热化痰，理气止咳。

主治

痰热咳嗽证。咳痰黄稠，胸膈痞满，甚则气急呕恶烦躁，舌苔黄腻等。

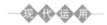

现代运用

本方常用于治疗肺炎、慢性支气管炎急性发作、肺结核等。

 # 理中化痰丸

来源

《明医杂著》

配方

人参、炙甘草、茯苓、炒白术、干姜、姜半夏。

用法

上为末，和水为丸，如梧桐子大。每服四五十丸，白滚汤送下。

功效

健脾温中，燥湿化痰。

主治

脾胃虚寒，痰涎内停证。呕吐少食，大便不实，饮食难化等。

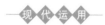

现代运用

本方常用于治疗急性支气管炎、肺炎、慢性支气管炎急性发作等。

海藻玉壶汤

— 来 源 —

《外科正宗》

— 配 方 —

海藻、甘草节、川芎、当归、贝母、陈皮、昆布、青皮、半夏、连翘、独活各一钱，海带五分。

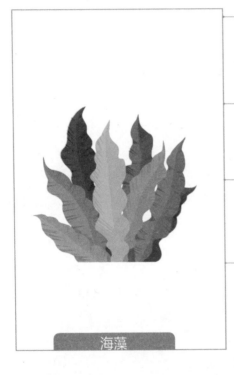

海藻

入药部位

植物的藻体。

性味归经

味苦、咸，性寒。归肺、胃、肾经。

功效

软坚散结，消痰利水。

主治

瘿瘤，瘰疬，水肿，脚气，睾丸肿痛等。

上药用水二盅，煎至八分，量病上下，食前后服之。

化痰行气，消瘿散结。

瘰瘤初起，或肿或硬，或赤不赤，但未破者。

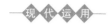
本方常用于治疗单纯性甲状腺肿、甲状腺炎、乳腺增生病等。

 # 涤痰汤

《奇效良方》

南星（姜制）、半夏各二钱半，枳实、茯苓各二钱，橘红一钱半，石菖蒲、人参各一钱，竹茹七分，甘草半钱。

上作一服，水二盅，加生姜五片，煎至一盅，食后服。

涤痰开窍。

中风痰迷心窍证。舌强不能言，喉中痰鸣，漉漉有声，舌苔白腻，脉沉滑或沉缓等。

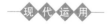
本方常用于治疗病毒性心肌炎、精神分裂症、癫痫、急性脑血管病、神经官能症等。

清金化痰汤

《杂病广要》引《医学统旨》

桔梗二钱，黄芩、山栀子各一钱半，麦冬（去心）、桑白皮、贝母、知母、炒瓜蒌仁、橘红、茯苓各一钱，甘草四分。

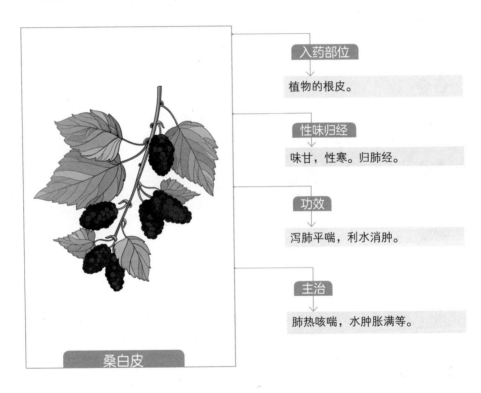

入药部位

植物的根皮。

性味归经

味甘，性寒。归肺经。

功效

泻肺平喘，利水消肿。

主治

肺热咳喘，水肿胀满等。

桑白皮

以水二盏，煎至一盏半，食后服。

清肺化痰，养阴肃肺。

中医名方全书

痰火蕴肺，燥火上炎伤阴之咳嗽。咽喉干痛，面赤，鼻出热气，咳痰黄浓腥臭或带血丝，舌苔黄腻等。

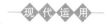

本方常用于治疗上呼吸道感染、急慢性支气管炎等。

金水六君煎

《景岳全书》

熟地黄三五钱，半夏、茯苓、当归各二钱，炙甘草一钱，陈皮一钱半。

用水二盅，加生姜三至七片，煎七八分，食远温服。

滋养肺肾，燥湿化痰。

肺肾不足，水泛为痰证。年迈阴虚，血气不足，外受风寒，咳嗽呕恶，多痰喘急等。

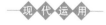

本方常用于治疗慢性支气管炎、肺炎、慢性肺源性心脏病、慢性阻塞性肺疾病等。

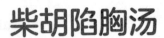

柴胡陷胸汤

《通俗伤寒论》

柴胡、苦桔梗各一钱，黄芩、枳实各一钱半，瓜蒌仁五钱，姜半夏三钱，小川黄连八分，生姜汁四滴。

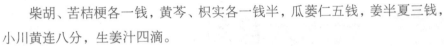

水煎服。

清热化痰，宽胸利膈，和解少阳。

少阳痰热结胸证。寒热往来，胸膈痞满，按之痛，口苦且黏，呕恶不食，咳嗽痰稠，舌苔黄腻等。

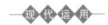

本方常用于治疗冠心病、急性胰腺炎、支气管炎等。

中医名方全书

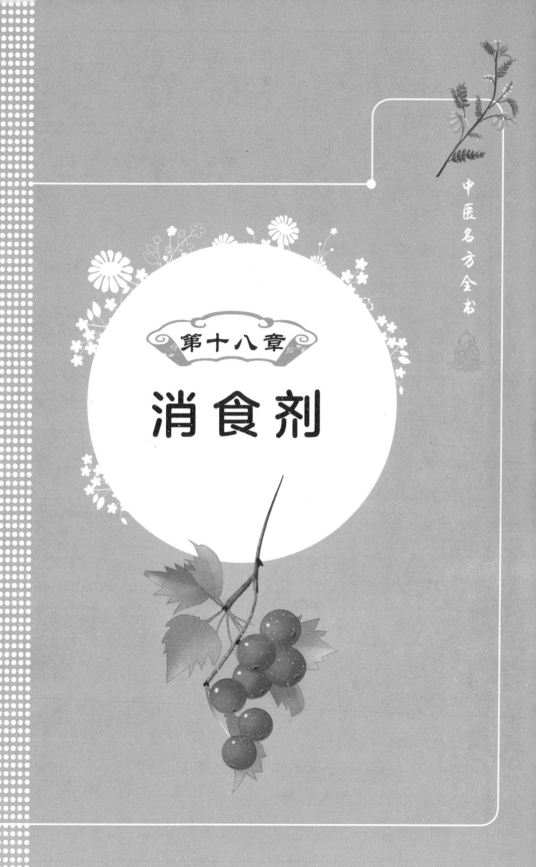

第十八章

消食剂

健脾丸

《证治准绳》

白术（炒）二两半，白茯苓二两，人参一两五钱，神曲（炒）、陈皮、砂仁、麦芽（炒取面）、山楂肉、山药、肉豆蔻（面裹煨去油）各一两，木香、酒黄连、甘草各七钱半。

上药为细末，蒸饼为丸，如绿豆大，每服五十丸，空腹温开水送服，一日二次。

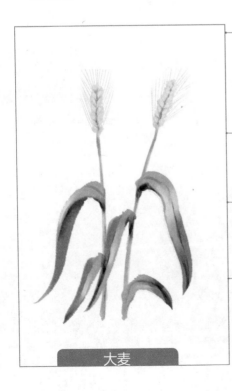

大麦

入药部位

植物的成熟果实经发芽干燥而成。

性味归经

味甘，性平。归脾、胃、肝经。

功效

消食健胃，回乳消胀。

主治

食积不消，脘腹胀闷，乳汁郁积，乳房肿痛等。

中医名方全书

功效

健脾和胃，消食止泻。

主治

脾虚食积兼有湿热证。饮食不思，脘腹痞闷，舌苔微黄，脉象虚弱等。

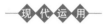

现代运用

本方常用于治疗慢性胃炎、慢性肠炎、消化不良、胃溃疡、胃肠功能紊乱、慢性痢疾等。

 # 保和丸

来源

《丹溪心法》

配方

山楂六两，半夏、茯苓各三两，神曲二两，陈皮、莱菔子、连翘各一两。

用法

上药共研为末，炊饼丸如梧桐子大，每服七八十丸，食远白汤送服。

功效

消食和胃。

主治

食积证。脘腹胀满，嗳腐厌食，恶心呕吐，大便泄泻，舌苔厚腻等。

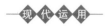

现代运用

本方常用于治疗急慢性胃炎、肠炎、消化不良、慢性胆囊炎等。

葛花解酲汤

《内外伤辨惑论》

青皮三分，木香五分，人参、猪苓、白茯苓、橘皮各一钱五分，白术、干生姜、炒神曲、泽泻各二钱，缩砂仁、白豆蔻仁、葛花各五钱。

上药共研细末，和匀，每服三钱匕，白汤调下。

分消酒湿，理气健脾。

酒积伤脾证。眩晕呕吐，小便不利，大便泄泻，舌苔腻，脉滑等。

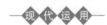

本方常用于治疗饮酒过量致醉或嗜酒成性等。

枳实导滞丸

《内外伤辨惑论》

大黄一两，枳实、炒神曲各五钱，茯苓、黄芩、黄连、白术各三钱，泽泻二钱。

用法

上药共为细末，汤浸蒸饼为丸，如梧桐子大，每服五十至七十丸，空腹时温水送服。

功效

消食导滞，清热利湿。

主治

湿热食积证。脘腹胀痛，大便秘结，小便短赤，下痢泄泻，舌苔黄腻，脉沉有力等。

现代运用

本方常用于治疗慢性痢疾、肠胃功能紊乱、肠梗阻、慢性便秘等。

 # 资生丸

来源

《先醒斋医学广笔记》

配方

人参、白术各三两，山楂肉、广陈皮各二两，炒怀山药、莲肉、白茯苓、炒薏苡仁、白扁豆、芡实粉各一两半，炒麦芽一两，藿香叶、桔梗、甘草各五钱，白豆蔻仁、泽泻各三钱半，川黄连三钱。

用法

上为细末，炼蜜为丸，如弹子大。每服一丸，重二钱，用白汤或清米汤、橘皮汤、炒砂仁汤嚼化下。

功效

益气健脾，消食和胃，理气渗湿。

主治

脾胃虚弱夹食积化热证。脾胃虚弱，食少便溏，脘腹作胀，恶心呕吐，消瘦乏力等。

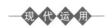

现代运用

本方常用于治疗溃疡性结肠炎、慢性胃炎、功能性消化不良等。

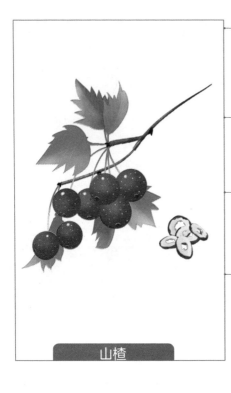

山楂

入药部位

植物的干燥成熟果实。

性味归经

味酸、甘，性微温。归脾、胃、肝经。

功效

消食化积，活血散瘀。

主治

肉食积滞，腹痛泄泻，产后瘀阻，疝气疼痛等。

 枳术汤

来源

《金匮要略》

枳实七枚，白术二两。

上二味，以水五升，煮取三升，分温三服，腹中软，即当散也。

行气消痞。

气滞水停证。心下坚，大如盘，边如旋盘，或胃脘疼痛，小便不利，舌淡红苔腻，脉沉等。

现代运用

本方常用于治疗胃下垂、慢性胃炎、胃肠功能紊乱、胃扩张、心源性水肿、慢性肝炎等。

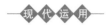

枳实消痞丸

《兰室秘藏》

干生姜、炙甘草、麦芽曲、白茯苓、白术各二钱，半夏曲、人参各三钱，厚朴四钱（炙），枳实、黄连各五钱。

上为细末，汤浸蒸饼为丸，梧桐子大。每服五十至七十丸，白汤下，食远服。

功 效

消痞除满，健脾和胃。

主 治

脾虚气滞，寒热互结证。心下痞满，不思饮食，倦怠乏力，大便不调，苔腻微黄，脉弦无力等。

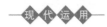

现 代 运 用

本方常用于治疗慢性胃炎、慢性支气管炎、慢性肠炎、胃肠神经官能症等。

中医名方全书

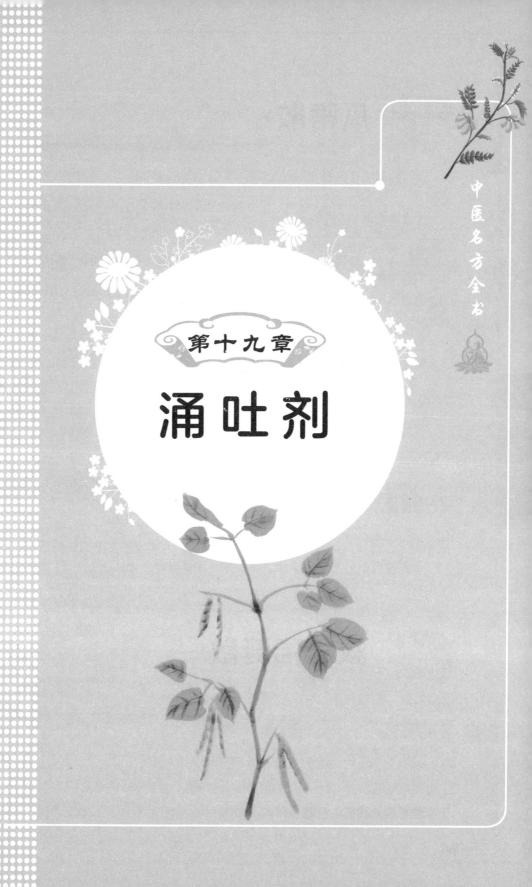

第十九章

涌吐剂

瓜蒂散

《伤寒论》

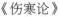

瓜蒂（熬黄）、赤小豆各一分。

上二味，各别捣筛，为散和匀，取一钱匕，以香豉一合，用热汤七合，煮作稀糜，去滓，取汁合散，温，顿服之。不吐者，少少加，得快吐，乃止。

涌吐痰食。

痰涎宿食，壅滞胸脘证。胸膈痞硬，烦懊不安，气上冲喉咽不得息，舌红苔黄腻，寸脉微浮等。

本方常用于治疗暴饮暴食之胃扩张、误食毒物、精神分裂症等。

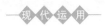

救急稀涎散

《圣济总录》

猪牙皂角四挺，白矾一两。

上二味为细末，再研极细为散。如有患者，可服半钱，重者三字匕，温水调灌下，不大呕吐，只有微涎稀冷而出，或一升二升，当时惺惺，次缓而调治。不可大呕吐之，恐伤人命。

稀涎催吐，开窍通关。

中风闭证。痰涎壅盛，喉中痰声漉漉，气闭不通，心神瞀闷，四肢不收，或口角似歪，或倒仆不省，脉滑实有力等。亦治喉痹。

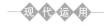

本方常用于治疗中风、喘急、昏迷等。

 # 盐汤探吐方

《千金方》

食盐（炒）。

用极咸盐汤三升，热饮一升，刺口令吐宿食使尽，不吐更服，吐讫复饮，三吐乃住，静止。

涌吐宿食。

①宿食停滞上脘，脘腹痛胀不舒。

②干霍乱，欲吐不得吐，欲泻不得泻等。

—现代运用—

本方常用于治疗宿食停止、误食毒物等。

 # 三圣散

—来源—

《儒门事亲》

—配方—

防风、瓜蒂各三两，藜芦（去苗及心）。

—用法—

上各为粗末。每服约半两，以韭汁三茶盏，先用二盏，煎三五沸，去韭汁，次入一盏，煎至三沸，将原二盏同一处熬二沸，去滓澄清，放温，徐徐服之。牙关紧闭者，鼻内灌之。不必尽剂，以吐为度。

—功效—

涌吐风痰。

—主治—

中风闭证。失音闷乱，口眼歪斜或不省人事，牙关紧闭，脉浮滑实等。

—现代运用—

本方常用于治疗癫痫、精神分裂症等。

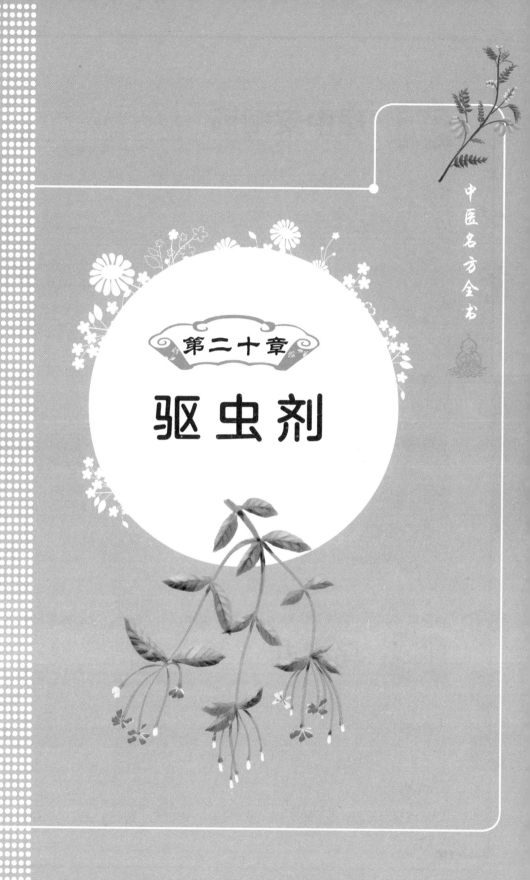

第二十章

驱虫剂

理中安蛔汤

《类证治裁》

人参三钱，白术、茯苓、干姜（炒黑）各一钱半，川椒十四粒，乌梅三个。

上作一服，用水二盏，煎至一盏半服。

温中安蛔。

中阳不振，蛔虫腹痛证。脾胃虚寒，便溏尿清，四肢不温，腹痛吐蛔，苔薄白，脉沉迟等。

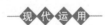

本方常用于治疗蛔厥等。

乌梅丸

《伤寒论》

乌梅三百枚，黄连十六两，干姜十两，炮附子、桂枝（去皮）、细辛、黄柏、人参各六两，当归、蜀椒各四两。

—用 法—

上十味，异捣筛，合治之，以苦酒渍乌梅一宿，去核蒸之五斗米下，饭熟捣成泥，和药令相得，纳臼中与蜜杵二千下，丸如梧桐子大。先食饮服十丸，日三服，稍加至二十丸，禁生冷、滑物、臭食等。

—功 效—

温脏安蛔。

—主 治—

蛔厥证。脐腹疼痛，心烦呕吐，食入吐蛔，手足厥冷，或久痢不止。

—现 代 运 用—

本方常用于治疗慢性痢疾、蛔虫性肠梗阻等。

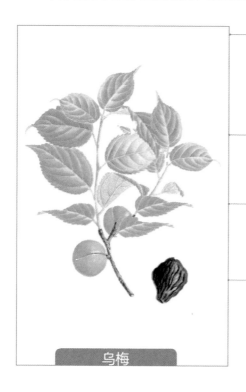

乌梅

入药部位

植物的未成熟果实（青梅）的加工熏制品。

性味归经

味酸，性平。归肝、脾、肺、大肠经。

功效

敛肺，涩肠，生津，安蛔。

主治

肺虚久咳，久泻久痢，虚热消渴，蛔厥腹痛，崩漏下血等。

第二十章 驱虫剂

连梅安蛔汤

《通俗伤寒论》

白雷丸三钱，胡黄连一钱，生川柏八分，川椒（炒）十粒，乌梅肉、尖槟榔（磨汁冲）各二枚。

水煎服。

清热安蛔。

肝胃郁热，虫积腹痛证。肝火犯胃，饥不欲食，食则吐蛔，甚则蛔动不安，脘痛烦躁，昏乱欲死，面赤口燥，舌红，脉数等。

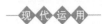

本方常用于治疗胆石症、胆道蛔虫症、肠易激综合征、慢性胃肠炎、慢性痢疾等。

布袋丸

《补要袖珍小儿方论》

配 方

夜明砂、炒芜荑、使君子各二两，白茯苓、白术、人参、甘草、芦荟各半两。

用 法

上为细末，汤浸蒸饼和丸，如弹子大。每服一丸，以生绢袋盛之，次用精猪肉二两，同药一处煎，候肉熟烂，去袋，将所煮肉并汁令小儿食之。

功 效

驱虫消疳，补养脾胃。

主 治

小儿脾虚虫疳证。肢瘦腹大，体热面黄，发焦目暗，舌淡，脉弱等。

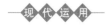

现代运用

本方常用于治疗蛲虫病、蛔虫病等。

 # 肥儿丸

来 源

《太平惠民和剂局方》

配 方

炒神曲、黄连各十两，肉豆蔻（面裹煨）、使君子、炒麦芽各五两，槟榔二十个，木香二两。

用 法

上药共为细末，和猪胆汁为丸，如粟米大。每服三十丸，空腹时用熟水送下。

功 效

杀虫消积，清热燥湿，健脾益胃。

小儿虫积湿热证。面黄体瘦，口臭便溏，腹大发竖，不能步行，肌体发热等。

现 代 运 用

本方常用于治疗小儿口疮、小儿上呼吸道感染伴发热、小儿厌食等。

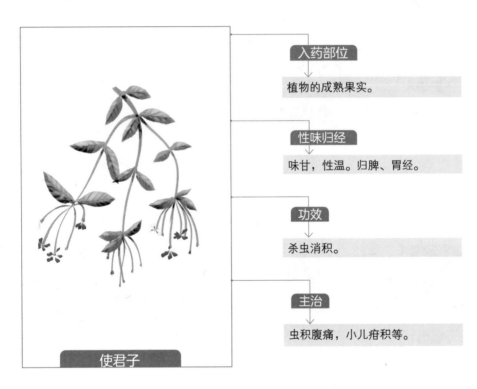

入药部位

植物的成熟果实。

性味归经

味甘，性温。归脾、胃经。

功效

杀虫消积。

主治

虫积腹痛，小儿疳积等。

使君子

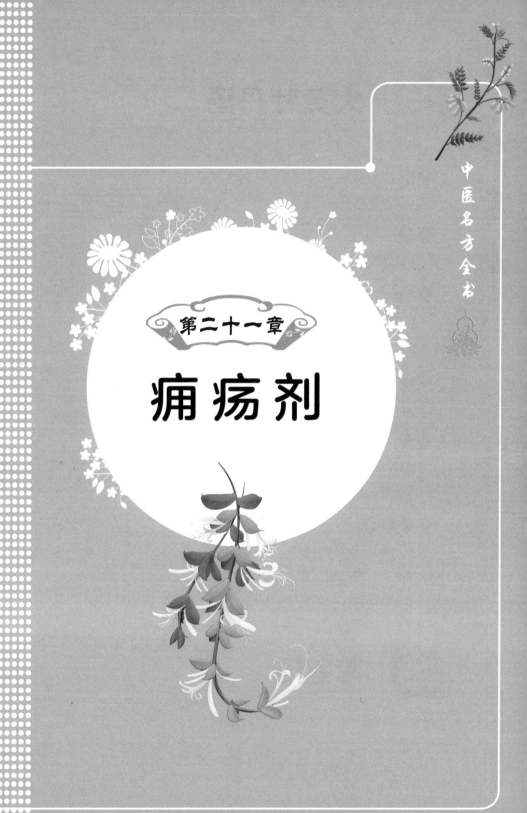

第二十一章

痈疡剂

大黄牡丹汤

中医名方全书

《金匮要略》

大黄四两，牡丹一两，桃仁五十个，冬瓜仁半升，芒硝三合。

上五味，以水六升，煮取一升，去滓，内芒硝，再煎沸，顿服之，有脓当下；如无脓，当下血。

泻热破瘀，散结消肿。

肠痈初起，湿热瘀滞证。右下腹疼痛拒按，小便自调，时时发热，自汗恶寒，或右足屈而不伸，苔黄腻，脉滑数等。

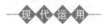

本方常用于治疗肠梗阻、急性盆腔炎、急性胆囊炎、化脓性扁桃体炎、慢性阑尾炎、慢性前列腺炎等。

苇茎汤

《外台秘要》引《古今录验方》

配方

苇茎二升，瓜瓣、薏苡仁各半升，桃仁三十枚。

用法

上四味，以水一斗，先煮苇茎，得五升，去滓，内诸药，煮取二升，服一升，再服，当吐脓。

功效

清肺化痰，逐瘀排脓。

主治

痰瘀互结证。身有微热，咳嗽痰多，胸中隐痛，舌红苔黄腻，脉滑数等。

现代运用

本方常用于治疗肺脓肿、大叶性肺炎、支气管炎等。

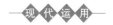

 # 四妙勇安汤

来源

《验方新编》

配方

金银花、玄参各三两，当归二两，甘草一两。

用法

水煎服，一连十剂。药味不可减少，减则不效。

功效

活血止痛，清热解毒。

主治

热毒炽盛之脱疽。微肿灼热，疼痛剧烈，溃烂腐臭，或烦热口渴，舌红，

第二十一章 痈疡剂

脉数等。

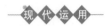

现代运用

　　本方常用于治疗急性心肌梗死、下肢深静脉血栓形成、动脉粥样硬化性心脏病等。

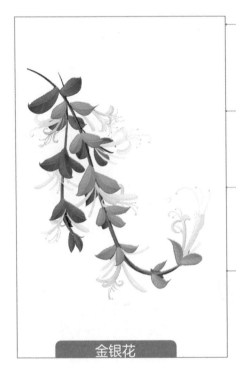

金银花

入药部位

植物的花蕾。

性味归经

味甘，性寒。归肺、心、胃、大肠经。

功效

清热解毒，疏散风热。

主治

外感风热，温病发热，痈肿疮疡，咽喉肿痛，热毒痢疾等。

 # 桔梗汤

来源

《伤寒论》

配方

　　桔梗一两，甘草二两。

中医名方全书

用法

上二味，以水三升，煮取二升，去滓，分温再服。

功效

消肿排脓，清热解毒。

主治

风邪热毒证。咳嗽有痰，咽喉肿痛，舌红苔薄而黄腻等。

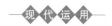

现代运用

本方常用于治疗放射性食管炎、支气管扩张、咽性咳嗽等。

五味消毒饮

来源

《医宗金鉴》

配方

金银花三钱，野菊花、蒲公英、紫花地丁、紫背天葵子各一钱二分。

用法

水一盅，煎八分，加无灰酒半盅，再滚二三沸时，热服，被盖出汗为度。

功效

清热解毒，消散疔疮。

主治

痈疮疔肿证。恶寒发热，或红肿热痛，舌红苔黄，脉数等。

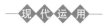

现代运用

本方常用于治疗痤疮、急性痛风性关节炎、前列腺炎、银屑病、慢性盆腔炎、胃溃疡等。

薏苡附子败酱散

《金匮要略》

薏苡仁十分，败酱草五分，附子二分。

上三味，杵为末，取方寸匕，以水二升，煎减半，顿服。

排脓消痈，温阳散结。

肠痈脓成，毒结阳伤证。身无热，肌肤甲错，腹皮急，按之濡，如肿状，脉数等。

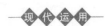

本方常用于治疗湿疹、阑尾炎、慢性盆腔炎、慢性肛窦炎、慢性前列腺炎、溃疡性结肠炎等。